面向人民健康
提升健康素养

相约健康
百科丛书

面向人民健康
提升健康素养

相约健康百科丛书

就医系列
问药

中青年男性就医指导

主编 姜 辉

人民卫生出版社
·北京·

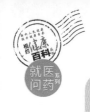

本书编委会

主　　编　姜　辉

副 主 编　李建平　曹筱佩　孙浩林

编　　者　（按姓氏笔画排序）

史　楠　北京大学第一医院

孙浩林　北京大学第一医院太原医院

李时悦　广州医科大学附属第一医院

李建平　北京大学第一医院

杨　磊　北京大学第六医院

杨宇卓　北京大学第一医院

杨淑霞　北京大学第一医院

宋海庆　首都医科大学宣武医院

张　凯　北京大学第一医院

陆雷群　上海交通大学医学院附属瑞金医院卢湾分院

陈宗涛　中国人民解放军陆军军医大学第一附属医院

林国乐　北京协和医院

周　宁　华中科技大学同济医学院附属同济医院

姜　辉　北京大学第一医院

贺晓楠　首都医科大学附属北京安贞医院

曹筱佩　中山大学附属第一医院

宿长磊　哈尔滨医科大学附属第二医院

惠　慧　大连市中心医院

窦　攀　北京大学第一医院

学术秘书　杨宇卓　北京大学第一医院

陈竺院士
说健康

总　序

　　人民健康是现代化最重要的指标之一，也是人民幸福生活的基础。党的二十大报告明确到 2035 年建成健康中国。社会各界，尤其是全国医疗卫生工作者，要坚持以人民为中心的发展思想，把保障人民健康放在优先发展的战略位置，加快推进健康中国建设，全方位全周期保障人民健康，为实现"两个一百年"奋斗目标、实现中华民族伟大复兴的中国梦打下坚实的健康基础，为共建人类卫生健康共同体作出应有的贡献。

　　为助力健康中国建设，提升人民健康素养，人民卫生出版社（以下简称"人卫社"）联合相关学（协）会、平台、媒体共同策划，整合各方优势、创新传播途径，打造高质量的纸数融合立体化传播健康知识普及出版物《相约健康百科丛书》（以下简称"丛书"）。丛书通过图书、新媒体、互联网平台等全媒体，努力为人民群众提供全生命周期的健康知识服务。在深入了解丛书的策划方案、组织管理和工作安排后，我欣然接受了邀请，担任丛书专家指导委员会主任委员，主要基于以下考虑。

　　建设健康中国，人人享有健康。党的十八大以来，以习近平同志为核心的党中央一直高度重视、持续推动健康中国建设。2016 年党中央、国务院印发的《"健康中国 2030"规划纲要》指出，推进健康中国建设，是全面建成小康社会、基本实现社会主义现代化的重要基础，是全面提升中华民族健康素质、实现人民健康与经济社会协调发展的国家战略。健康中国的主题是"共建共享、全民健康"，共建共享是基本路径，全民健康是根本目的。人人参与、人人尽力、人人享有，实现全民健康，需要全社会共同努力。党的二十大对新时代新征程上推进健康中国建设作出新的战略部署，赋予了新的任务使命，提出"把保障人民健康放在优先发展的战略位置，完善人民健康促进政策"。丛书建设抓住了健康中国建设的核心要义。

提升健康素养，需要终身学习。健康素养是人的一种能力：它能够帮助个人获取和理解基本的健康信息和服务，并能运用其作出正确的判断和决定，以维持并促进自己的健康。2008 年 1 月，卫生部发布《中国公民健康素养——基本知识与技能（试行）》，首次以政府文件的形式界定了居民健康素养，我很高兴签发了这份文件。此后，我持续关注该工作的进展和成效。经过多年的不懈努力，我国健康素养促进工作蓬勃发展，居民健康素养水平从 2009 年的 6.48% 上升至 2021 年的25.4%，人民健康状况和基本医疗卫生服务的公平性、可及性持续改善，主要健康指标居于中高收入国家前列，为以中国式现代化全面推进中华民族伟大复兴奠定了坚实的健康基础。健康素养需要持续地学习和养成，丛书正是致力于此。

健康第一责任人，是我们自己。2019 年 12 月，十三届全国人大常委会第十五次会议通过了《中华人民共和国基本医疗卫生与健康促进法》，该法第六十九条提出"公民是自己健康的第一责任人，树立和践行对自己健康负责的健康管理理念，主动学习健康知识，提高健康素养，加强健康管理。倡导家庭成员相互关爱，形成符合自身和家庭特点的健康生活方式。"从国家法律到健康中国战略，都强调每个人是自己健康的第一责任人。只有人人都具备了良好的健康素养，成为自己健康的第一责任人，健康中国才有了最坚实的基础。丛书始终秉持了这一理念，能够切实帮助读者承担起自己的健康责任。

接受丛书编著邀请后，我多次听取了丛书工作委员会和人卫社的汇报，提出了一些建议，并录制了"院士说健康"视频。我很高兴能以此项工作为依托，为人民健康多做些有意义的工作。丛书工作委员会和人卫社的同仁们一致认为，这件事做好了，对提高国民特别是青少年健康素养意义重大！

2022年11月，在丛书启动会议上，我提出丛书建设要做到心系于民、科学严谨、质量第一、无私奉献四点希望。2023年9月，丛书"健康一生系列"正式出版！丛书建设者们高度负责、团结协作，严谨、创新、务实地推进丛书建设，让我对丛书即将发挥的作用充满了信心，也对健康科普工作有了更多的思考。

一是健康科普工作需把社会责任放在首位。丛书为做好顶层设计，邀请一批院士担任专家指导委员会的成员。院士们的本职工作非常繁忙，但他们仍以极高的热情投入丛书建设中，指导把关、录制视频，担任健康代言人，身体力行地参与健康科普工作。全国广大医务工作者也要积极行动起来，把社会责任放在首位，践行习近平总书记提出的"科技创新、科学普及是实现创新发展的两翼"之工作要求，把健康科学普及放在与医药科技创新同等重要的位置，防治并重，守护人民健康。

二是健康科晋工作应始终心系于民。健康科普需要找准人民群众普遍关心的健康问题，有针对性地开展工作，方能事半功倍。丛书每一个系列都将开展健康问题征集活动，"健康一生系列"收集了两万余个来自大众的健康问题，说明人民群众的健康需求是旺盛的，对专家解答是企盼的。丛书组织专家对这些问题进行了认真的整理、分析和解答，并在正式出版前后组织群众试读活动，以不断改进工作，提升质量，满足人民健康需求，这些都是服务于民的重要体现。丛书更是积极尝试应用新

技术新方法，为科普传播模式创新赋能，强化场景化应用，努力探索克服健康科普"知易行难"这个最大的难题。

三是健康科普工作须坚持高质量原则。高质量发展是中国式现代化的本质要求之一。健康科普工作事关人民健康，须遵从"人民至上、生命至上"的理念，把质量放在最重要的位置，以人民群众喜闻乐见的方式，传递科学的、权威的、通俗易懂的健康知识，要在健康科普工作中塑造尊重科学、学习科学、践行科学之风，让"伪科学""健康谣言""假专家"无处遁形。丛书工作委员会、各编委会坚持了这一原则，将质量要求落实到每一个环节。

四是健康科普工作要注重创新。不同的时代，健康需求发生着变化，健康科普方式也应与时俱进，才能做到精准、有效。丛书建设模式创新也是耳目一新，比如立足不同的应用场景，面向未来健康需求的无限可能，设计了"1+N"的丛书系列开放体系，成熟一个系列就开发一个；充分发挥专业学（协）会和权威专家作用，对每个系列的分册构建进行充分研讨，提出要从健康科普"读者视角"着眼，构建具有中国特色的国民健康知识体系；精心设计各分册内容结构和具有中华民族特色的系列 IP 形象；针对人民接受健康知识的主要渠道从纸媒向互联网转移的特点，设计纸数融合图书与在线健康知识问答库结合，文字、图片、视频、动画等联动的全媒体传播模式，全方位、全媒体、全生命周期服务人民健康等。

五是健康科普工作需要高水平人才队伍。人才是所有事业的第一资源。丛书除自身的出版传播外，着眼于健康中国建设大局，建立编写团队组建、遴选与培养的系列流程，开展了编写过程和团队建设研究，组建来自全国，老、中、青结合的高水平编者团队，且每个分册都通过编写过程的管理努力提升作者的健康科普能力。这项工作非常有意义。希望未来，越来越多的卫生健康工作者能以高度的社会责任感、职业使命感，以无私奉献的精神参与到健康科普工作中，以更多更好的健康科普精品，服务人民健康。

衷心希望，通过驰而不息的建设，丛书能让健康中国、健康素养、健康第一责任人的理念深入人心，并转化为建设健康中国的重要动力，成为国民追求和促进健康的重要支撑。

衷心希望，能以大型健康科普精品丛书为依托，培养一支高水平的健康科普作者队伍，增强文化自信的建设力量，从而更好地为中华民族现代文明贡献健康力量。

衷心希望，读者朋友们积极行动起来，认真汲取《相约健康百科丛书》中的健康知识，把它们运用到自己的生活里，让自己更健康，也为健康中国建设作出每个公民的贡献！

中国红十字会会长
中国科学院院士 陈竺
丛书专家指导委员会主任委员

2023 年 7 月

相约健康百科丛书
出版说明

健康是幸福生活最重要的指标，健康是 1，其他是后面的 0，没有 1，再多的 0 也没有意义。提升健康素养，是提高全民健康水平最根本、最经济、最有效的措施之一。党的二十大报告要求，加强国家科普能力建设，深化全民阅读活动。习近平总书记指出，科技创新、科学普及是实现创新发展的两翼，要把科学普及放在与科技创新同等重要的位置。在这一重要指示精神的指引下，人民卫生出版社（以下简称"人卫社"）努力探索让科学普及这"一翼"变得与科技创新同样强大，进而助力创新型国家建设。经过深入调研，团结广大医学科学家、健康传播专家、学（协）会、媒体、平台，共同策划出版《相约健康百科丛书》（以下简称"丛书"）。

为了帮助读者更好地了解和使用丛书，特将出版相关情况说明如下。

一、丛书建设目标

丛书努力实现五个建设目标，即：高质量出版健康科普精品，培养优秀的健康科普团队，创新数字赋能传播模式，打造知识共建共享平台，最终提升国民健康素养，服务健康中国行动落实和中华民族现代文明建设。

二、丛书体系构建

1. 丛书各系列分册设计遵从人民至上的理念，突出读者健康需求和

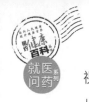

视角。各系列的分册设计经过多轮专家论证、读者健康需求调研，形成从读者需求入手进行分册设计的共识，更好地与读者形成共鸣，让读者愿意读、喜欢读，并能转化为自身健康生活方式和行为。

比如，丛书第一个系列"健康一生系列"，既不按医学学科分类，也不按人体系统分类，更不按病种分类，而是围绕每个人在日常生活中会遇到的健康相关问题和挑战分类。这个系列分别针对健康理念养成，到人生面临的生、老、病问题，再到每天一睁眼要面对的食、动、睡问题，最后到更高层次的养、乐、美问题，共设立 10 个分册，分别是《健康每一天》《健康始于孕育》《守护老年健康》《对疾病说不》《饮食的健康密码》《运动的健康密码》《睡眠的健康密码》《中医养生智慧》《快乐的健康密码》和《美丽的健康密码》。

2. 丛书努力构建从健康知识普及到健康行为指导的全生命周期全媒体的健康知识服务体系。依靠权威学（协）会和专家的反复多次研究论证，从读者的健康需求出发，丛书构建了"1+N"系列开放体系，即以"健康一生系列"为"1"；以不同人群、不同场景的不同健康需求或面临的挑战为"N"，成熟一个系列就开发一个系列。"主动健康系列""应急急救系列""就医问药系列""康养康复系列"，以及其他系列将在"十四五"期间陆续启动和出版。

3. 丛书建设有力贯彻落实"两翼论"精神，推动健康科普高质量创新发展。丛书除自身的出版传播外，还建立编写团队组建、遴选与培养的系列流程，开展了编写过程和团队建设研究，组建来自全国，老、中、青结合的高水平编者团队，并通过编写过程的管理努力提升作者的健康科普能力。丛书建设部分相关内容还努力申报了国家"十四五"主动健康和人口老龄化科技应对重点专项；以"《相约健康百科丛书》策划出版为基础探索全方位、立体化大众科普类图书出版新模式"为题，成功获得人卫研究院创新发展研究项目支持。

三、丛书创新特色

1. 体现科学性、权威性、严谨性。为做好丛书的顶层设计、项目实施和编写出版工作，保障科学性，成立丛书专家指导委员会、工作委员会和各分册编委会。

第十二届、十三届全国人大常委会副委员长，中国红十字会会长陈竺院士担任丛书专家指导委员会主任委员，国家卫生健康委员会副主任李斌、中国计划生育协会常务副会长于学军、中华预防医学会名誉会长王陇德院士、中国健康促进基金会荣誉理事长白书忠等担任副主任委员，三十余位院士应邀担任委员。专家们积极做好丛书顶层设计、指导把关工作，录制"院士说健康"视频，审阅书稿，甚至承担具体编写工作……他们率先垂范，以极高的社会责任感投入健康科普工作，为全国医务工作者参与健康科普工作树立了榜样。

人民卫生出版社、中国健康促进基金会、中国计划生育协会、中华预防医学会、中国科普研究所、全国科学技术名词审定委员会、健康报社、新华网客户端《新华大健康》等机构负责健康科普工作的领导和专家组成了丛书工作委员会，并成立了丛书工作组，形成每周例会、专题会、组建专班等工作机制，确保丛书建设的严谨性和高质量推进。

各系列各分册编委会均由相关学（协）会、医学院校、研究机构等领域具有卓越影响力的专家组成。专家们面对公众健康需求迫切，但优秀科普作品供给不足、科普内容良莠不齐的局面，均以极大的热忱投入丛书建设与编写工作中，召开编写会、审稿会、定稿会等各类会议，对架构反复研究，对内容精益求精，对表达字斟句酌，为丛书的科学性、

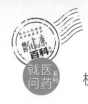

权威性和严谨性提供了可靠保证。

2. 彰显时代性、人民性、创新性。习近平总书记在文化传承发展座谈会上发表重要讲话，强调"在新的起点上继续推动文化繁荣、建设文化强国、建设中华民族现代文明，是我们在新时代新的文化使命"。丛书以"同中国具体实际相结合、同中华优秀传统文化相结合"理念为指导，彰显时代性、人民性、创新性。

丛书高度重视调查研究工作，各个系列都会开展面向全社会的问题征集活动，并将征集到的问题融入各个分册。此外，在正式出版前后都专门开展试读工作，以了解读者的真实感受，不断调整、优化工作思路和方法，实现内容"来自人民，根植人民，服务人民"。

在丛书整体设计和 IP 形象设计中，力求用中国元素讲好中国健康科普故事。丛书在全程管理方面始终坚持创新，在书稿撰写阶段，即采用人卫投审稿平台数字化编写方式，从源头实现"纸数融合"。在图书编写过程中，同步建设在线知识问答库。在图书出版后，实现纸媒、电子书、音频、视频同步传播，为不同人群的不同健康需求提供全媒体健康知识服务。

3. 突显全媒性、场景性、互动性。丛书采取纸电同步方式出版，读者可通过数字终端设备，如电脑、手机等进行阅读或"听书"；同时推出配套数字平台服务，读者可通过图书配套数字平台搜索健康知识，平台将通过文字、语音、直播等形式与读者互动。此外，丛书通过对内容的数字化、结构化、标引化，建立与健康场景化语词的映射关系，构建场景化知识图谱，利用人们接触的各类健康数字产品，精准地将健康知识推送至需求者的即时应用现场，努力探索克服健康科普"知易行难"这个最大的难题。

四、丛书的读者对象、内容设计和使用方法

参照《中国公民健康素养 66 条》锁定的目标人群，丛书读者对象定为接受九年义务教育及具备以上文化水平的人群，采用问答形式编写，重点选择大众日常生活中"应知道""想知道""不知道"和"怎么办"的问题。丛书重在解决"怎么办"，突出可操作性，架起大众对"预防为主"和"一般健康问题"从"为什么"到"怎么办"的桥梁，助力从"以治病为中心"向"以健康为中心"转变。

丛书是一套适合普通家庭阅读、查阅和收藏的健康科普书，覆盖日常生活中会遇到的常见健康问题。日常阅读，可以有效提升健康素养；遇到健康问题时查阅对应内容，可以达到答疑解惑、排忧解难的目的。此外，丛书还配有丰富的富媒体资源，扫码观看视频即可接收来自专家针对具体健康问题的进一步讲解。

《庄子·内篇·养生主》提醒我们："吾生也有涯，而知也无涯，以有涯随无涯，殆已！"如何有效地让无穷的医学知识转化为有限的健康素养，远远不止"授人以渔"这么简单，这需要以大型健康科普精品出版物为依托，培养一支高水平的健康科普作者队伍；需要积极推进相关领域教育、科技、人才三位一体发展，大力弘扬科学精神和科学家精神；还需要社会各界积极融健康入万策，并在此基础上努力建设健康科学文化，增强文化自信的建设力量，从而更好地为中华民族现代文明建设贡献健康力量。

衷心感谢丛书建设者们和读者们的大力支持，让我们共同努力，为健康中国建设和中华民族现代文明建设作出力所能及的贡献。

丛书工作委员会

2023 年 7 月

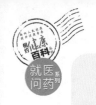

前　言

　　在人类的一生中，健康无疑是每个人最珍贵的财富。对于中青年男性来说，健康不仅关乎个体的幸福和生活质量，更直接影响到家庭的稳定和社会的发展。随着生活方式的改变、环境压力的增加，中青年男性面临着诸多健康挑战和疾病威胁。在繁忙的工作中，许多中青年男性忽视了对自身健康的关注，导致很多潜在健康问题被忽视或延误。因此，理解中青年男性健康管理的重要性显得尤为迫切。

　　在此背景下，《相约健康百科丛书——中青年男性就医指导》一书应运而生。本书旨在为中青年男性提供全面、科学、实用的健康指导，帮助中青年男性更好地认识和管理自身健康。本书不仅是一本保健指南，更是一本关于中青年男性健康生活方式的启示录。通过阅读本书，读者可以了解到中青年男性常见疾病的预防、识别及治疗、康复方法，学会简单判断自身健康状态，以及制订合理的健康生活计划。本书全部内容均结合了最新的医学研究成果和临床实践经验，力求为读者提供最科学、最实用的健康建议。

　　在本书编写过程中，非常注重内容的科学性和权威性，不仅广泛征求了医学专家和临床医生的意见和建议，还参考了大量国内外权威医学文献资料，力求为读者提供最新、最全面的医学信息。此外，本书同样非常注重内容的实用性和可读性，在表达上采用通俗易懂的语言，避免过多的专业术语和复杂的医学理论，使读者能够轻松理解、掌握，并在日常生活中使用书中的健康知识和技能。

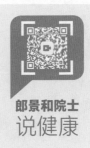

郎景和院士
说健康

　　本书的编写得到了众多医学专家、学者的支持与参与，他们在各自的领域内拥有丰富的临床经验和学术造诣。在此，对所有参与本书编写的专家、学者致以最衷心的感谢。

　　我们希望本书不仅能成为中青年男性自我健康管理的重要工具，也能为医疗从业者提供临床决策的参考依据。我们相信，通过健康科普知识的传递、实践及推广，能够引起全社会对中青年男性健康问题更多关注，共同推动男性健康事业的发展。

　　愿《相约健康百科丛书——中青年男性就医指导》一书能成为中青年男性的得力伙伴，帮助他们在健康之路上走得更远、更稳健。让我们一同探索健康之道，共同迎接更加美好和健康的明天！

姜　辉

2024 年 4 月

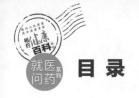

目录

第一章 心脑血管疾病

四   脑血管疾病 54

第二章　内分泌疾病

第三章　消化系统疾病

一　便秘和痔　110

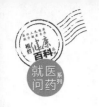

第四章　呼吸系统疾病

第五章　生殖健康与泌尿生殖系统疾病

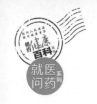

二　其他泌尿生殖系统常见健康问题　

第六章　皮肤和骨科相关疾病

一　皮肤相关疾病

第七章　健康管理

一　膳食营养　　　　　　　　　　　　　268

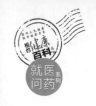

二 心理健康

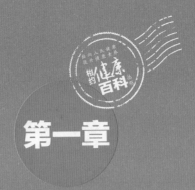

第一章

心脑血管疾病

一

高血压

1. **高血压**有哪些危险因素

高血压是全球范围内的重大健康问题，并发症包括心脏病、卒中和肾脏疾病等。为什么有些人会患上高血压，而有些人却不会？简单来说，与危险因素密不可分。

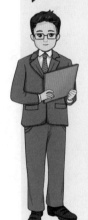

专家说 对于中青年男性而言，应在日常生活中规避容易引发高血压的危险因素。

遗传和家族史 研究证明，高血压具有遗传性。如果父母或兄弟姐妹中有人患有高血压，那么本人患病的风险可能增加。这是因为本人与亲人可能共同拥有引发高血压的某些遗传基因或不良生活方式。

年龄 随着年龄的增长，血管逐渐失去弹性，这可能导致血压升高。相关研究表明，随着年龄的增长，中青年男性患高血压的概率将会增加。

种族 某些种族更容易患高血压。例如，非洲人和非裔美国人的高血压发病率比其他种族更高；发病年龄比其他种族更小。

体重 肥胖是高血压的主要危险因素。超重会使心脏需要更多的血液来支持人体的日常生活活动，从而使血压升高。

饮食习惯 食用过多的食盐、饮食中低钾、高脂肪和高糖摄入都与高血压的发病有关。高钠可能使血压升高，而钾可以帮助平衡钠。

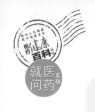

运动 运动不足会使心脏和血管不能有效工作，可能导致高血压。适量运动可以使心脏更加健康并提高血管的弹性，有助于保持健康的血压水平。

酒精和烟草 过量饮酒和吸烟都与高血压密切相关。过量饮酒会使交感神经兴奋性增强，烟草中的尼古丁可以使血管收缩，进而使血压升高。

某些慢性病 如糖尿病、慢性肾盂肾炎、甲状腺功能亢进症，可能增加高血压的发生风险。

某些药物 如镇痛药、某些抗抑郁药、避孕药，可能增加高血压的发生风险。

精神心理因素 处于高压力和焦虑状态可能导致血压升高。

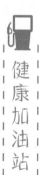

健康加油站

为了避免高血压，建议中青年男性定期进行健康体检、保持健康的生活方式、限制盐和酒精的摄入、避免吸烟、保持健康的体重、适当增加运动，避免不良情绪的干扰。

了解并管理高血压的危险因素、改善生活方式，对于预防高血压至关重要。对于高风险人群，应该与医生密切沟通，确保自己正在采取最佳的预防策略来维护心血管健康。

健康
云课堂

心血管疾病的预防从
危险因素的综合管理开始

（贺晓楠）

2. 什么是
"继发性高血压"

继发性高血压，是由可识别的疾病或药物引起的高血压。虽然继发性高血压在所有高血压患者中所占比例相对较小，通常为5%~10%，但是识别和治疗继发性高血压的发病原因非常重要，因为针对潜在的病因进行治疗有可能彻底纠正继发性高血压。

专家说

继发性高血压的常见病因

肾病 肾脏是调节血压的主要器官，任何影响肾功能或肾脏血流的疾病都可能引起高血压，包括多种肾小球疾病、肾动脉狭窄等。

关键词

继发性高血压 肾病 内分泌疾病

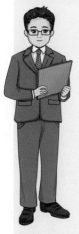

　　内分泌疾病　①原发性醛固酮增多症，由肾上腺皮质中醛固酮分泌过多引起；②嗜铬细胞瘤，这是一种比较少见的疾病，由肾上腺髓质中儿茶酚胺过度分泌引起；③库欣综合征，由皮质醇分泌过多引起；④甲状腺疾病和甲状旁腺疾病，如甲状腺功能亢进症或甲状旁腺功能亢进症。

　　药物作用　某些药物，包括部分非处方药和草药，可能引起高血压，如某些镇痛药、口服避孕药、抗抑郁药。

　　血管疾病　如主动脉缩窄、大动脉炎等，可引起血压升高。

　　其他原因　如过量饮酒、吸烟、睡眠呼吸暂停、肥胖，有可能导致继发性高血压。

继发性高血压的诊断

　　继发性高血压的诊断依赖详细的病史、体格检查和特定的实验室检查：用药史和家族史；血压升高的速度和程度；年龄，尤其是40岁以下突然出现高血压；其他相关症状，如肥胖、头痛、出汗。

　　治疗继发性高血压的关键是识别发病原因。如果一个人的高血压是由肾动脉狭窄导致的，可能需要手术或介入治疗来矫正肾动脉狭窄的问题；对于药物引起的高血压，可能需要通过减少药物剂量或更换药物来改善高血压。

（贺晓楠）

3. 什么是

"白大衣高血压"

关键词

白大衣高血压，又被称为"白袍效应"或"临床环境高血压"，指的是某些人在医疗环境中，如医院，血压测量值明显高于在家或其他非医疗环境中的测量值。简而言之，就是仅在医生面前血压升高，而在其他环境中血压正常或接近正常。

专家说

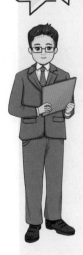

原因

心理应激反应 许多人在医生办公室或医院内会感到紧张或焦虑，尤其是那些对医疗环境、手术或其他医疗程序有担忧或恐惧的人。这种焦虑可以导致交感神经系统兴奋，从而引起心率和血压短暂上升。

不熟悉的环境 在不熟悉的环境中，由于人会变得更加敏感和警觉，可以导致血压升高。

对诊断或治疗的担忧 对诊断结果的不确定或对可能的治疗方法的担忧可能导致血压升高。

诊断

多次测量 如果在医院或者体检机构的血压测量值总是高，而在家中的测量值总是正常或接近正常，则提示有白大衣高血压的可能性。

高血压 心理应激

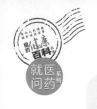

24 小时动态血压监测　这是一种可以在 24 小时内连续或定时测量血压的方法。通过对比在不同环境下的血压测量值，可以更准确地诊断白大衣高血压。

管理方法

患者教育　对患者而言，知晓白大衣高血压的存在是对其进行有效管理的第一步，可以避免不必要的担忧和过度治疗。

放松和深呼吸　在血压测量前，深呼吸和放松可以帮助减少中青年男性的紧张和焦虑，从而使测得的血压值更加真实。

在家中定期测量血压　定期在家中测量血压可以收集更准确的血压数据。这样，医生可以根据在家中和医疗环境中的血压测量值对患者情况作出更准确的判断。

生活方式调整　尽管白大衣高血压可能不会导致长期的健康问题，但它仍然提示了应激反应对血压的影响。采取健康的生活方式，如健康饮食、规律运动、限制盐分摄入和管理压力，都有助于维持正常血压。

白大衣高血压是一种常见现象，反映了人们对医疗环境的心理应激。通过健康教育和鼓励中青年男性在家中定期测量血压，患者可以更好地理解并管理自己的血压，从而避免不必要的担忧和治疗。

（贺晓楠）

4. 如何进行自我**血压监测**

随着现代医学的进步，越来越多的患者开始在家中进行自我血压监测。准确监测和记录血压可以帮助患者、医生更好地了解和管理高血压。

专家说

如何选择血压计

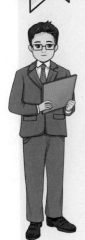

选择合适的血压计是进行自我血压监测的第一步。目前市场上的血压计种类繁多，包括电子血压计和手动血压计等。在选择血压计时，患者需要注意其品牌信誉、测量精度以及是否具备记忆功能等。需要提醒的是，应避免选择腕带血压计，这是由于腕带血压计通常不如臂带血压计准确。

电子血压计 对于大多数人来说，电子血压计是比较准确和容易使用的。购买时需要选择拥有良好口碑、通过相关机构认证的电子血压计。

手动血压计 价格相对更低，但使用时需要一定技巧，也是一个不错的选择。

如何测量血压

准备阶段 为了确保测量的准确性，应选择一个安静的环境并确保在测量期间不会被打扰。在测量前至少 30 分钟内避免进食、饮用含咖啡因的饮品和吸烟，以避免其对血压的影响。在测

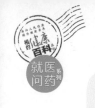

量前至少坐下休息 5 分钟，确保两脚平放在地上，背部靠在椅子上。

测量阶段

确保臂带合适　臂带的大小和位置很重要，确保它紧贴皮肤并位于心脏水平位置。

放松并坐直　放松手臂，背部挺直。

进行测量　按照血压计的使用说明书进行操作。如果不确定操作是否正确，可以询问医生或药师。

记录数据　在笔记本上或电子设备上记录每次测量的日期、时间和读数。

多次测量　为了获得真实、准确的测量值，建议连续测量 2 次或 3 次，每次间隔 1~2 分钟，记录每次测量的平均值。

分享结果　定期将血压记录带给医生，这可以帮助医生评估治疗计划是否有效。如果发现血压在特定的时间或在特定的活动后上升，请及时告知医生。

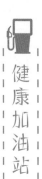

健康加油站

进行自我血压监测的注意事项

避免过度检查　通常建议每天测量血压 1 次或 2 次，以确保血压值处于正常范围内。这样的监测频率较为适宜，除非医生根据患者的个体情况提出其他建议。

保持设备精准　定期校准血压计以确保其准确性，具体操作可遵循使用说明书的建议。

咨询医生　如果对血压计的使用或读数有任何疑问，或者发现血压持续升高，应立即咨询医生。

（贺晓楠）

5. 中青年男性**高血压**患者如何避免**情绪应激**

中青年男性高血压患者需要特别注意避免情绪过度激动，因为情绪波动可能导致血压升高。

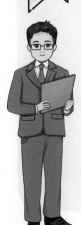

以下是一些建议和方法，可以帮助中青年男性高血压患者更好地管理情绪、避免情绪过度激动。

了解应激源　识别并了解哪些情况会引起应激，如工作问题、家庭问题、健康问题，明确应激源是解决情绪问题的第一步。

正念冥想和深呼吸　通过正念冥想和深呼吸技巧，可以帮助放松身体和心灵。即使是短暂的正念冥想和深呼吸，也能有效减轻情绪应激。

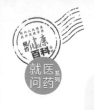

　　坚持运动　运动可以帮助大脑释放内啡肽，这是一种能使人感到快乐和放松的化学物质。无论是散步、瑜伽，还是跑步，坚持运动都可以起到放松身心的作用。

　　建立支持系统　与家人、朋友和其他亲近的人交流分享自己的担忧和压力。有时候，仅仅是有人倾听，就足以缓解不良情绪和压力。

　　时间管理　制订时间表和任务列表，确保自己有足够的时间休息和放松，避免让自己过于忙碌。

　　减少或避免摄入咖啡因和酒精　这些物质可能刺激神经系统，增加焦虑感，应尽量减少或避免摄入。

　　设定合理的期望　理解并接受自己无法控制所有事情。尽量不要为那些自己无法控制的事情感到沮丧或焦虑。

　　学习放手　有时，放下某些事可能是最好的处理方式。如果某些事令自己感到压力巨大，可以考虑舍弃或更改。

　　专注于正面事情　每天花些时间专注于生活中的正面事情，无论事情多小，都可以帮助自己建立更加积极的心态。

　　养成良好的睡眠习惯　缺乏睡眠可能增加焦虑感，故应确保每晚都能获得高质量的睡眠。

　　控制数字设备的使用时间　过多使用手机、电脑和其他数字设备可能导致情绪应激。设定某些时段不使用数字设备，确保自己有时间放松和休息。

学习放松技巧 尝试学习放松技巧，如渐进性肌肉放松或深度放松，可以帮助自己更好地放松身体和头脑。

寻求专业人士的帮助 如果发现很难自己处理应激事件，应该考虑寻求心理健康专家或治疗师的帮助。

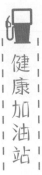

健康加油站

管理情绪应激并不是一蹴而就的事情，需要持之以恒。但请记住，这一切都是为了长期的健康和幸福。通过有效管理情绪应激，可以减少血压波动，降低心脑血管意外的发生率，从而享受更加健康、幸福的生活。

（贺晓楠）

6. 中青年男性高血压患者
需要**长期服药**吗

随着现代生活节奏的加快，人们生活方式的不断改变，高血压已不再是老年人的"专利"，许多中青年人也加入了高血压的"大家族"中。高血压不仅会使人产生头痛、头晕等不适症状，而且会对心脏、血管、大脑、肾脏等重要脏器功能造成不同程度的损伤，且不分年龄和种族。

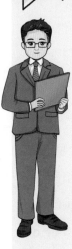

高血压 长期服药

专家说

对于中青年男性高血压患者来说，常见的疑问是"我是否需要长期服用降压药？""我这么年轻，难道要一辈子服用降压药？""长期服药是否会对我的身体造成很多不良影响呢？"

其实，答案并不复杂。高血压是指在非同日、3次测量，高压（收缩压）≥ 140mmHg，低压（舒张压）≥ 90mmHg。根据病因和发病机制，高血压可以分为两种类型，即原发性高血压和继发性高血压。其中，多数高血压患者属于原发性高血压，占比约90%。原发性高血压的确切病因尚不完全清楚，但与遗传因素、生活方式和环境因素密切相关；继发性高血压则是由一些具体的病因或药物因素导致的，如肾动脉狭窄、原发性醛固酮增多症等。

如果被诊断为继发性高血压，一旦去除基础病因，如由肾动脉狭窄导致的高血压经过介入等方式治疗之后，血压就可能完全恢复到正常水平，而这部分患者就不涉及长期服用药物的问题；如果被诊断为原发性高血压，就需要长期、系统的治疗。

或许一些中青年男性高血压患者会问："难道真的必须长期用药吗？"

对于所有高血压患者，包括中青年男性在内，改善生活方式都是治疗的首要步骤。从专业角度来讲，这被称为治疗性生活方式干预，也就是说，有些高血压患者通过改善生活方式就能达到降低血压的效果，如均衡饮食、规律运动、维持健康体重、限制酒精摄入、戒烟和减轻压力。临床观察发现，对于部分中青年男性来说，通过这些生活方式的改变，结合短期药物治疗甚至不服用药物，也能将血压控制得非常好。

然而，并非所有高血压患者都能仅通过生活方式的改变来控制血压。在这种情况下，医生可能建议开始药物治疗；决定是否需要药物治疗，以及治疗的持续时间，取决于多种因素，包括血压的具体数值、患高血压的风险因素（如家族史、肥胖或有其他健康问题），以及是否存在高血压相关的目标器官损害。

对于需要药物治疗的中青年男性高血压患者，选择哪种药物及其剂量需要个体化考虑，包括患者的年龄、种族、并发症以及药物的潜在不良反应。常用的降压药包括利尿剂、血管紧张素转化酶抑制剂、血管紧张素Ⅱ受体阻滞药、钙通道阻滞剂、β受体阻滞剂等。

一些年轻患者对长期服用药物感到担忧，担心其潜在的不良反应或对药物产生依赖。然而，与高血压引起的健康风险相比，这些担忧往往是次要的。现代降压药在广泛的临床试验中已被证明是既安全又有效的，而且许多药物的不良反应是轻微且可控的。

值得注意的是，药物治疗方案是个动态的过程。随着患者状况的变化、生活方式的改善以及医学研究的进展，药物治疗方案可以作出相应调整。在某些情况下，如果患者能够通过生活方式

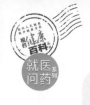

的持续改善维持理想的血压水平，医生可能建议其逐渐减少药物剂量，甚至在某些情况下停药。

中青年男性高血压患者是否需要长期服用降压药的问题因人而异，需要患者和医生密切配合，积极改善生活方式并定期监测血压，这样就可以切实有效地管理高血压。

（惠　慧）

7. 中青年男性应该
将**血压**控制在什么**水平**

高血压是一个全球性的健康问题，其并发症，如卒中、心脏病、肾脏疾病，可能导致严重的健康后果。随着现代生活节奏的加快和工作压力的增大，中青年男性高血压的患病率逐年上升，已成为我国高血压重点防控人群。

专家说

血压分为收缩压（心脏收缩时的血压值）和舒张压（心脏舒张时的血压值）。高血压被定义为收缩压 ≥ 140mmHg 和 / 或舒张压 ≥ 90mmHg。

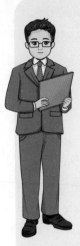

为什么要控制血压 持续的高血压可能损伤心脏、大脑、肾脏和其他重要器官，从而增加卒中、心脏病、视力丧失和肾脏疾病的风险。对于中青年男性来说，及早控制血压不仅可以避免上述并发症，还可以延长预期寿命、提高生活质量。

中青年男性高血压的控制目标 对于大多数中青年男性患者，高血压的控制目标是血压低于130/80mmHg。当血压低于130/80mmHg时，与心脏病、卒中等并发症相关的风险将显著降低。对于有高血压并发症或其他健康问题（如糖尿病或肾脏疾病）的中青年男性，血压控制目标需要更加严格，应该接近或低于120/80mmHg。

健康加油站

如何将血压控制在目标范围

生活方式调整 包括饮食改善（低盐、低脂、富含蔬菜水果的饮食）、限制酒精摄入、适量运动、保持健康体重、避免吸烟等。

药物治疗 在必要的情况下，中青年男性患者应在医生的指导下进行药物治疗。

定期随访和监测 患者应该遵医嘱监测血压，并定期与医生沟通，以便医生及时调整治疗计划。

（贺晓楠）

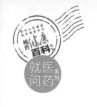

8. 中青年男性应该如何应对
顽固性高血压

关键词

顽固性高血压 生活方式 药物治疗

顽固性高血压又被称为难治性高血压，指的是在改善生活方式的基础上，联合应用了足量且合理的 3 种降压药后，血压仍在目标水平之上，或至少需要 4 种降压药才能使血压达标。由于生活方式、工作压力等因素的影响，中青年男性更容易患上顽固性高血压。

专家说

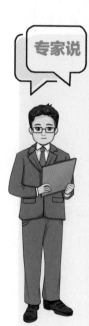

生活方式的改变 中青年男性应该重视饮食、运动和压力管理。摄入健康的饮食，包括蔬菜、水果和全谷类食物，减少盐分和饱和脂肪酸的摄入。适度的有氧运动，每周至少 150 分钟，可以显著降低血压。

药物治疗 对于顽固性高血压，生活方式的改变可能不足以使血压处于理想的水平。在这种情况下，医生可能建议服用药物来降低血压。这些药物可能包括利尿剂、β 受体阻滞剂、钙通道阻滞剂或血管紧张素转化酶抑制剂等。中青年男性高血压患者应务必遵循医生的建议，按照指示服药，避免自行更改剂量或停药。

定期监测 一旦被诊断为顽固性高血压，则更应该定期监测血压，明确日常的血压水平，帮助医生随时调整治疗方案，以确保治疗效果。与医生保持密切联系，及时报告有关身体的任何不适或异常情况，以便医生进行及时干预。

　　针对中青年男性的顽固性高血压，生活方式的改变、药物治疗以及定期监测是必不可少的。通过这些措施的综合应用，可以更好地控制血压，保护心血管健康。

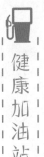
健康加油站

可能引起顽固性高血压的原因

　　没有有效改善生活方式　如仍然吸烟、饮酒、吃得过咸、体重没有得到良好控制。

　　联合治疗高血压的方案不合理　联合治疗不能提高降压药的疗效，或者药物出现了明显的不良反应。

　　药物引起　在服用降压药的同时还服用了一些降低降压药疗效的药物，如某些减肥药、环孢素、激素。

　　胰岛素抵抗　如果患者存在胰岛素抵抗，会降低降压药的治疗效果。

　　继发性高血压　继发性高血压患者，如果原发病没有得到良好控制，则降压治疗的效果也会受到影响。

（周　宁）

二

脂代谢
异常

9. 中青年男性应该
如何预防**高脂血症**

随着生活节奏的加快和饮食习惯的改变，高脂血症已成为一种常见的健康问题，被冠以"沉默的杀手"之名，能够促进多种心血管疾病的发生和发展。预防高脂血症的发生是管理血脂策略中的重要基础。

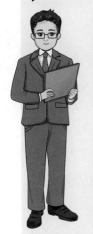

血脂是血浆中胆固醇、甘油三酯和类脂等的总称，是维系生命的基本元素。甘油三酯为人体供能，参与能量代谢；胆固醇则是合成细胞膜、激素等的必要原料。

高脂血症是指血液中脂质水平异常升高的状态，主要包括血清总胆固醇、低密度脂蛋白胆固醇和甘油三酯水平升高。其中低密度脂蛋白胆固醇水平过高或高密度脂蛋白胆固醇水平过低，都可能导致动脉粥样硬化，增加心脏病、卒中等心血管疾病的发病风险。目前研究发现，过高的甘油三酯水平也可能增加心血管疾病的发病率。

高脂血症与诸多因素相关，包括不良的饮食习惯、缺乏体育运动、超重或肥胖、遗传因素、过量饮酒等。了解这些风险因素，有助于从源头采取措施预防高脂血症的发生。

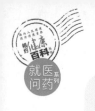

　　健康的饮食习惯　　健康的饮食习惯是预防高脂血症的基石。建议减少饱和脂肪和反式脂肪的摄入，包括各种红肉、肥肉，宜多选择白肉、瘦肉，避免油炸食品和加工肉制品的摄入。同时，增加富含单不饱和脂肪、多不饱和脂肪食物的摄入，如深海鱼、坚果和橄榄油。此外，膳食中应富含蔬菜、水果和全谷物，这些食物中的膳食纤维有助于降低血液中的胆固醇水平。

　　控制体重　　保持健康的体重对预防高脂血症至关重要。超重或肥胖会导致血脂水平升高，增加心血管疾病的风险。应通过健康饮食和规律运动，达到并维持理想体重。

　　规律运动　　可以帮助提高高密度脂蛋白胆固醇水平，降低低密度脂蛋白胆固醇和甘油三酯水平。目前建议每周至少进行 5~7 次规律运动，每次 30~60 分钟，形式最好为中等强度有氧运动，如快走、骑自行车或游泳。

　　戒烟限酒　　吸烟和过量饮酒会对血脂产生不利影响。戒烟可以显著降低心血管疾病风险；应限制饮酒，如果不能戒酒，则男性每日酒精摄入量不可超过 25g。

　　定期检查　　由于多数高脂血症是无症状的，定期进行血脂检查是及早发现和管理这一状况的有效手段。特别是对于有家族史或其他风险因素的个体，应更加频繁地监测血脂水平。

　　预防高脂血症并非一朝一夕之功，需要长期坚持。上述预防措施不仅有助于维持健康的血脂水平，还可以提升人体的整体健康水平，提高生活质量。

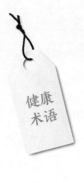

低密度脂蛋白胆固醇（LDL-C） 是运输胆固醇到肝外组织的重要运载体。血液中其值偏高常会引起冠心病等心脑血管疾病，因而被称为"坏胆固醇"。

高密度脂蛋白胆固醇（HDL-C） 可以将胆固醇逆向运入肝内，再清除出血液，可有效预防心脏病和其他心脑血管疾病，因而被称为"好胆固醇"。

（惠　慧）

10. 哪些**饮食**调养方法可以预防**高脂血症**

预防高脂血症的关键在于日常的饮食调养。一个科学、均衡的饮食方案可以有效控制和降低血脂，预防心血管疾病的发生。

低脂饮食　①限制饱和脂肪酸，饱和脂肪酸主要存在于红肉、全脂奶制品和部分烘焙食品中，这类脂肪会使低密度脂蛋白胆固醇（"坏胆固醇"）的水平升高，因此应限制摄入。②避免反式脂肪酸，反式脂肪

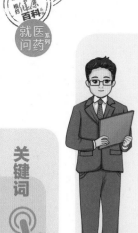

酸不仅会升高"坏胆固醇"的水平，还会降低高密度脂蛋白胆固醇（"好胆固醇"）的水平，它们主要存在于部分烘焙食品、快餐和食品添加剂中。

增加膳食纤维的摄入　蔬菜、水果、全谷物和豆类都是富含膳食纤维的食品。膳食纤维可以帮助减少肠道对胆固醇的吸收，从而帮助降低血中胆固醇的水平。

增加富含 ω-3 脂肪酸食物的摄入　深海鱼，如三文鱼、鲭鱼、鳕鱼中含有丰富的 ω-3 脂肪酸，可以帮助降低血中的甘油三酯水平。

适量摄入坚果　核桃、杏仁、榛子等坚果含有丰富的不饱和脂肪酸和维生素 E，可以帮助降低胆固醇水平。但坚果的热量较高，应适量摄入。

健康的烹饪方法　如蒸、炖、烧、烤或用微波加热，是比较推荐的烹饪方法，避免炸、煎或使用大量油脂的烹饪方式。

限制酒精和咖啡因的摄入　过量饮酒会导致甘油三酯水平上升。咖啡因可能导致血脂升高，应适量摄入。

增加植物固醇和植烷醇的摄入　某些食品，如专门的麦片或黄油替代品中加入了植物固醇或植烷醇，这些成分可以帮助降低血中的胆固醇水平。

控制盐分摄入　高盐摄入与高血压有关，而高血压与高血脂都是心血管疾病的危险因素，应限制每日盐分摄入。

留意食品标签　购买食品时，应阅读营养标签，选择低脂、低糖、低盐食品，并避免含有反式脂肪酸的食品。

预防高脂血症并不单是通过限制或增加某种特定食物来实现，而是需要调整整体的饮食和生活方式。长期坚持健康饮食，搭配适当的锻炼，可以有效预防和控制高脂血症。

（贺晓楠）

三

心血管
疾病

11. 中青年男性应该如何远离
心血管疾病危险因素

心血管疾病有明确的危险因素，如果早期对这些危险因素进行预防，就可以避免其进展成为严重的心血管病。具体而言，中青年男性应该注意远离以下 8 个危险因素。

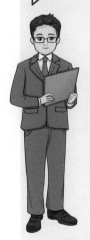

专家说

超重和肥胖　这是心血管疾病发病的重要危险因素，也是中青年男性最为常见的心血管危险因素。"大腹便便"不是事业成功的象征，而是心血管疾病的导火索，尤其是腹型肥胖，更是高血压、冠心病的"心头爱"。超重是指体重超过标准体重 10%~20%，肥胖是指体重超过标准体重的 20% 以上。超重和肥胖可以用身体质量指数（BMI）来衡量。BMI= 体重（kg）/身高（m）^{2}。BMI 18.5~24.0kg/m^2，为正常体重；24.0~27.9kg/m^2，为超重；≥ 28.0kg/m^2，为肥胖。对于男性而言，腹型肥胖是同时满足 BMI ≥ 28kg/m^2，腰围 ≥ 85cm。对超重和肥胖患者，应当限制饮食摄入量并增加运动量，使摄入的总热量低于消耗的总热量，以逐渐减轻体重。

吸烟　中青年男性是中国目前最主要的烟草消费者，这也是导致中青年男性成为心血管疾病高发群体

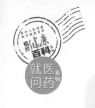

的重要原因。与不吸烟者相比，吸烟者发生心脏性猝死的概率升高 4~6 倍，发生心肌梗死的概率升高 2~4 倍。烟草中的一氧化碳可与人体红细胞内的血红蛋白结合，降低血红蛋白携氧能力，还会破坏血管内膜，使其不平整，加速粥样斑块形成。烟草中的尼古丁可诱发高血压以及血管内膜受损，可以导致各种类型的血管疾病。因此，远离烟草，是预防心血管疾病的第一步，也是重要的预防措施之一。

不健康的饮食习惯 特别是高盐低钾饮食，是心血管疾病的重要危险因素。成人每日摄入食盐 1~2g 即可满足生理需要。摄入过多的食盐，可导致高血压。食盐中致血压升高的成分主要为钠，而钾可对抗钠的升血压作用。钾的主要来源是蔬菜水果，因此提倡多进食新鲜瓜果，少吃腌制、熏制的食物，以减少钠盐的摄入。

高血压 中青年男性如果出现静息状态下收缩压 ≥ 140mmHg 和 / 或舒张压 ≥ 90mmHg，即可以诊断为高血压。高血压是脑卒中、冠心病、心肌梗死和心力衰竭的主要危险因素。高血压可增加各年龄组的死亡危险，特别是增加心血管疾病和脑卒中的危险。高血压的发病有一定的遗传因素，但更多的是和后天的不健康生活方式息息相关。

糖尿病 糖尿病是冠心病等心血管疾病的重要危险因素，80% 的糖尿病患者会死于心血管疾病，因此，一旦罹患糖尿病，就要高度关注心血管健康。糖尿病的预防和心血管疾病预防有很多相似之处，包括控制体重、改变不健康的饮食习惯等。

运动不足　随着生活节奏的加快及越来越多地使用机器和交通工具，我们的体力活动逐渐减少，易引起肥胖、血糖升高、血脂增高等健康问题。此外，较少的体育锻炼还能使心脏、血管代偿功能减退，发生冠心病。坚持进行有氧运动并达到一定运动时间，可明显减少心血管疾病的发生风险。

心理应激　包括高血压、冠心病、心脏性猝死等的发生与社会、心理因素关系密切。长期暴露于有害的心理应激，如焦虑、抑郁，可导致血压升高、心率增快，进而增加心脏负担。此外，很多中青年男性属于职场高压群体，心理压力大，还往往伴有长期失眠、睡眠质量差、睡眠呼吸暂停综合征等情况，这也进一步增加了心血管负担，导致冠心病、高血压发病率进一步升高。因此，保持良好心态，遇事不往心里搁，每天都要乐呵呵，既可以让心情好，也可以让心脏好。

大量饮酒　首先要说明的是，不推荐任何以饮酒来保护心血管健康的生活方式，只要是饮酒，就会损害心血管健康。长期大量饮酒是缺血性脑卒中的危险因素。因此，不饮酒才是保护心脑血管的最好方式，少量饮用葡萄酒亦无法达到"软化血管，保护心脏"的目的。

（周　宁）

12. 喝**红酒**可以**软化血管**吗

"来，咱不喝'白'的，喝点儿'红'的，红酒不伤身体，能软化血管呢！"

您是不是经常在酒桌上听到这样的对话？那么，真如酒友所说的那样，红酒可以软化血管、预防心血管疾病吗？

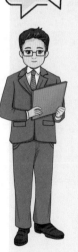

专家说

想要讲明白这个话题，首先应该从"动脉硬化"这个词说起。动脉硬化是动脉血管的一种病理改变，主要涉及动脉内皮细胞、平滑肌细胞和胶原纤维的异常沉积等过程，其结果就是动脉血管失去弹性，促进形成粥样硬化斑块，导致高血压、冠心病、脑卒中等心脑血管疾病。

医生常比喻说："正常的动脉血管就像全新的胶皮软管一样富有弹性，但经过一段时间的使用和风吹日晒，胶皮软管会失去原有的弹性。"正如人的衰老一样，随着年龄不断增加，动脉也会逐渐"硬化"，可以说动脉硬化也是衰老的一种表现形式，而且这个过程很难逆转。一旦发生动脉硬化，就算付出再多努力去"保养"血管，也无法逆转这种变化。

需要注意的是，年龄并不是动脉硬化的唯一促发因素。诸如一些常见的心血管病危险因素，包括高血压、高血脂、糖尿病、吸烟、肥胖等，会加速动脉硬化的发生和进展。所以，从预防和改善动脉硬化的角度来说，我们真正需要做的是预防"三高"、杜绝吸烟、改善不良的生活方式、减重等。

说明白动脉硬化的发生和发展，回头再谈喝红酒是否能软化血管。如前所述，一旦发生动脉硬化，几乎所有的"保养措施"都是无效的，达不到软化血管的目的。之所以有"红酒软化血管"的理论，主要源于一些基础实验。首先，红酒中富含多种抗氧化物质，最为突出的是多酚类物质，它们可以抑制自由基的活性，有助于保护细胞免受氧化损伤，但目前尚无足够的科学证据表明这些抗氧化物质能够直接软化血管；其次，"红酒软化血管"这一说法中，可以软化血管的是红酒的活性成分——白藜芦醇，确有动物实验表明白藜芦醇有可能发挥预防小鼠动脉硬化的作用。但问题是，这只是动物实验，并未在人体验证，也没有专业指南指出需要补充白藜芦醇。最后，根据动物实验的要求，人类每天白藜芦醇的摄入量可能要达到 2g，相当于 120~160 瓶红酒的量，正常人无法摄入如此大量的红酒。

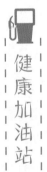
健康加油站

酒是大自然对人类的馈赠，人亦通过酒来表达情怀，故有"酒逢知己千杯少"之说。但目前医生的建议是，如果是没有饮酒习惯的人，不推荐通过饮酒来"保养"身体；如果是有饮酒习惯的人，则要控制饮酒量，每日酒精摄入量不可超过 25g。

（惠　慧）

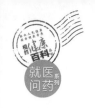

13. 中青年男性易发生
哪些**心血管急症**

中青年男性是心血管疾病的主要发病群体，其中常见的心血管急症主要包括急性心肌梗死、高血压急症、急性心力衰竭、急性主动脉夹层、呼吸心搏骤停。

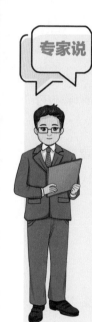

专家说

急性心肌梗死　往往见于有高血压、糖尿病、高脂血症等心血管疾病危险因素且病情未能得到良好控制的中青年男性患者，患者多表现为持续性胸痛，伴有面色苍白、皮肤湿冷、濒死感，还会出现心悸、恶心、疲乏、呼吸困难、大汗淋漓、头晕等症状。有些发病较急的患者可能来不及出现以上症状，就直接发生休克或猝死。上述症状多在活动、情绪激动或者饱餐后出现。一旦出现上述症状，应立刻拨打120急救电话，不建议步行或者自行驾车前往医院。

高血压急症　高血压急症是指在某些诱因的作用下，患者血压突然显著升高（一般超过180/120mmHg），伴有进行性心、脑、肾等重要器官功能急性损害的一种严重危及生命的临床综合征，包括高血压脑病、颅内出血（脑出血和蛛网膜下腔出血）、脑梗死、急性心力衰竭、肺水肿、急性冠脉综合征、主动脉夹层、子痫等。患者起病突然，病情凶险，通常表现为剧烈头痛，伴有恶心、呕吐、视力障碍和精神及神经方面的异常改变。查血压可见收缩压升高达 180mmHg 以上和 / 或舒张压显著增高达 120mmHg 以上。患者常有头痛、胸闷、胸痛、气急、恶心、呕吐、面色苍白、烦躁不安、多汗、心悸（心率往往 >100 次 / 分）、手足震颤，可能合并视力模糊、视力丧失、少尿、无尿，部分患者还会出现一过性感觉障碍、偏瘫、失语，严重者表现为烦躁不安或嗜睡。当中青年男性出现上述表现，应该立刻测量血压，如果血压显著升高（一般收缩压 >180mmHg 和 / 或舒张压 >120mmHg），应该考虑高血压急症，需要立即就医。

急性心力衰竭 急性心力衰竭是指急性发作或加重的左心功能异常所致的心肌收缩力严重降低，造成心排血量骤降、心脏内压力骤升，压力逆传导至肺循环，引起肺循环充血、肺水肿，并由于心排血量不足而导致全身组织、器官灌注不足和休克。急性心力衰竭可以在原有慢性心力衰竭的基础上急性加重或突然起病，发病前患者多数合并器质性心血管疾病，可以表现为收缩性心力衰竭，也可以表现为舒张性心力衰竭。急性心力衰竭常危及生命，必须进行紧急抢救。患者一般有心脏病史，如冠心病、扩张型心肌病、急性重症心肌炎。常见的诱因有严重感染、剧烈的情绪波动、酗酒等。急性左心衰竭一旦发作，可迅速发展至危重状态，表现出严重呼吸困难、端坐呼吸、喘息不止、烦躁、恐惧或有濒死感，呼吸频率可达每分钟 30~50 次，咳嗽并咯出大量粉红色泡沫痰，部分患者会出现低血压，皮肤湿冷、苍白和发绀，少尿甚至无尿，逐渐发展至意识模糊甚至昏迷。急性左心衰竭的防治重在预防，要积极治疗心力衰竭的基础病因，如严格控

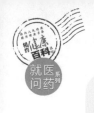

制好血压、积极治疗冠心病、严格实施健康的生活方式等。

急性主动脉夹层　是一种严重危及生命的心血管急症，也是导致青壮年男性猝死的重要原因之一。发病高危人群包括高血压、主动脉粥样硬化和遗传性血管病患者等。病情进展迅速，早期死亡率高，患者大多会有突发剧烈胸痛等症状，并可能出现面色苍白、出汗、四肢皮肤湿冷等类似休克的症状，部分患者可有晕厥或意识障碍等。中青年男性，如果出现急性发作的持续而难以忍受的刀割样或撕裂样剧烈胸痛，有时伴有颈、咽及下颌部、肩胛区疼痛或者后背、腹部及下肢疼痛，一定要及时就医，早期明确诊断。急性主动脉夹层如果延误治疗，死亡率会迅速增加，患者会丧失救治机会。

呼吸心搏骤停　是指各种原因，如严重心脏病、创伤、酸碱失衡、电解质紊乱、溺水窒息、失血、电击、一氧化碳中毒、手术麻醉意外等导致的有效心跳停止，心腔血液流动消失，血液不能由心腔自然排出，同时伴有呼吸停止。呼吸心搏骤停是最严重的临床突发紧急状况，如果不及时救治，绝大部分患者会死亡。对于已经合并基础心脏病的中青年男性，如果出现突然晕倒、面色发白或发紫、抽搐、大小便失禁等突发情况，要高度怀疑是呼吸心搏骤停，需要立即接受心肺复苏，如果有条件，可立即进行心脏电除颤。

（周　宁）

14. 中青年男性应该如何预防
心肌梗死

中青年男性是心肌梗死的高发群体，这和很多中青年男性不健康的生活方式有关。因此，预防心肌梗死，需要从治疗性的生活方式改善着手，结合药物治疗，可以大大降低心肌梗死的发病率。

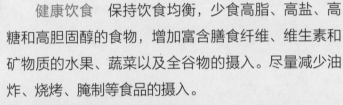

健康饮食　保持饮食均衡，少食高脂、高盐、高糖和高胆固醇的食物，增加富含膳食纤维、维生素和矿物质的水果、蔬菜以及全谷物的摄入。尽量减少油炸、烧烤、腌制等食品的摄入。

控制体重　保持适当的体重有助于降低患心血管疾病的风险，避免肥胖和过度肥胖。

戒烟限酒　吸烟是导致冠心病和心肌梗死的主要危险因素之一，戒烟可以显著降低心血管疾病的风险。尽量不饮酒，饮酒切忌过量，没有任何证据表明适量饮酒具有预防心血管疾病、软化血管等功效。

适度运动　坚持适度的有氧运动，如快走、慢跑、游泳，可以增强心脏功能，改善血液循环，降低心血管疾病的发生风险。对于合并基础心脏病的中青年男性，应避免剧烈运动和过度劳累。

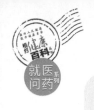

心理健康　包括保持情绪平和冷静，放松心态，避免情绪过大波动。尤其是避免长期的抑郁、焦虑情绪，必要时寻求心理医生的帮助。保持积极乐观的心态，学一些放松和缓解压力的方法，如运动、听音乐。

控制心肌梗死的危险因素　密切监测血压、血糖、血脂，保持血压和血脂水平正常。如患有糖尿病，应积极控制血糖，定期检查血糖，并遵循医生的治疗建议。由于高血压、糖尿病、高脂血症等一般没有明显症状，因此一定要养成定期体检的习惯，及早发现和治疗潜在的心血管问题，以免进展至心肌梗死这样严重的程度。

（周　宁）

15. 中青年男性应该如何预防

心脏性猝死

心脏性猝死的患者往往有长期已经确诊或者未确诊的基础心血管疾病，最常见的心脏性猝死原因是冠心病。因此，预防心脏性猝死，应该从心脏性猝死的源头抓起，最主要的就是预防和积极治疗冠心病。

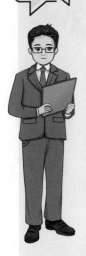

积极健康的生活方式 大部分的心血管疾病源于共同的上游危险因素，如高血压、高脂血症、肥胖，其与不健康的生活方式有关，因此，要从饮食、运动、心理、睡眠等各个方面维护健康，如低盐低脂饮食、多摄入新鲜水果、适量运动、乐观开朗的心态和高质量充足的睡眠、控制体重，只有这样才能从源头上减少心血管疾病的发生，从而远离心脏性猝死。

规律的健康体检 由于很多心血管疾病早期没有特异性临床表现，如高血压、冠心病，很多患者没有不舒适的症状，即便有些胸闷、心慌、头晕，也不会引起警惕，从而延误了治疗时机，直至出现严重并发症，如心脏性猝死。常规的健康体检能够帮助中青年男性早期发现心血管疾病，从而及早干预，可以大大降低心血管疾病隐患。

规范的药物治疗 一旦确诊冠心病等心血管疾病，应该立即启动规范的二级预防措施，其中最主要的就是药物治疗，如抗血小板药、降压药、降糖药、调脂药。作为典型的慢性病，冠心病是需要终身药物治疗的，并且需要定期监测血压、血脂等指标，以更好地控制各种危险因素。

必要的心脏介入治疗 对于心脏性猝死高危人群，介入治疗可以降低猝死风险，如植入式心脏除颤仪，可以降低猝死高风险人群的死亡率。

心脏性猝死　冠心病

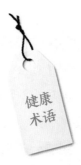

心脏性猝死　是指人体所有心脏活动意外迅速停止，呼吸和血流立即停止，患者可能在几秒之内失去知觉并死亡。

（周　宁）

16. 中青年男性应该如何应对
频发**室性期前收缩**

频发室性期前收缩是指 1 分钟内发生 5 次以上的室性期前收缩，常见于器质性心脏病，如冠心病、心肌病、风湿性心脏病。正常人也可能发生室性期前收缩，如电解质紊乱（如低钾、低镁）、精神不安，过量烟、酒、咖啡刺激，可以在正常人中诱发室性期前收缩。

对于没有基础心脏病的中青年男性，绝大部分的频发室性期前收缩属于相对良性、无致命风险的心律失常，往往存在明确的诱因，比较常见的是精神紧张、焦虑、失眠、饮酒、饮用咖啡等刺激性饮品。这种类型的室性期前收缩并不增加死亡率，特别是无症状的

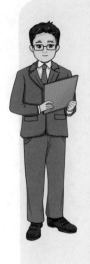

孤立的室性期前收缩，无论其形态和频率如何，均无须药物治疗，而只需要控制诱发因素即可。

对伴发于器质性心脏病的频发室性期前收缩，应对其原发病进行治疗，如由冠心病引起的频发室性期前收缩要改善心肌缺血；由洋地黄药物中毒引起的频发室性期前收缩要立即停药；由心肌炎引起的频发室性期前收缩要积极控制心肌炎症等，往往在病因得到良好控制之后，频发室性期前收缩也会逐渐减少甚至消失。在原发病控制良好的情况下，仍然存在的频发室性期前收缩，可以考虑药物或者介入治疗。

对于器质性心脏病患者伴频发室性期前收缩或短阵室性心动过速，其治疗的主要目的是预防心脏性猝死的发生。此时，治疗的重点是预防猝死的发生而不是治疗室性期前收缩本身，因为这种心律失常并不是致命的。选择的药物以 β 受体阻滞剂、胺碘酮、普罗帕酮等抗心律失常药为主，或者选择以射频消融为代表的介入治疗，往往可以取得良好的治疗效果。

关键词

室性期前收缩　器质性心脏病

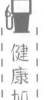

健康加油站

室性期前收缩需要做哪些检查

对于室性期前收缩的诊断，除了症状之外，主要取决于心电图检查。心电图分两种，一种是体表的即刻 12 导联心电图，另一种是动态心电图，需要持续记录 24 小时或 48 小时。

（周　宁）

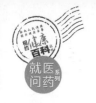

17. 中青年男性应该
如何识别**胸痛**

绝大部分胸痛是由于胸部脏器病变所致，如来自心脏、心包、胸腔内大血管、食管、肺组织和肺血管、胸膜、胸腺的病变。不同部位、不同性质和特征的胸痛，往往提示不同类型的疾病。

专家说

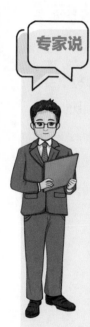

心源性胸痛　多见于缺血性胸痛，即心绞痛或者心肌梗死，常在体力活动或情绪激动时出现压迫、发闷或紧缩性胸痛，主要在胸骨后，可波及整个心前区，可伴烧灼感，持续数分钟，休息或舌下含服硝酸甘油等硝酸酯类药物后能在几分钟内缓解。如果疼痛持续时间较长，超过 30 分钟，安静休息或应用硝酸甘油等药物并不能很快减轻症状，要考虑心肌梗死的可能性。

大血管病变　最常见的原因是主动脉夹层，大部分患者表现为急性发作的剧烈胸痛，多为刀割样或撕裂样，持续而难以忍受，应用镇痛药往往见效甚微，有时患者还伴有颈、咽及下颌部疼痛，如果夹层累及降主动脉可表现为肩胛区疼痛。患者往往出现面色苍白、出汗、四肢皮肤湿冷和灌注不良等类似休克的症状，晕厥或意识障碍也可出现，一部分患者甚至以晕厥为首发症状。

关键词

心源性胸痛　主动脉夹层　肺栓塞

肺栓塞　起病突然，患者突然发生胸痛、肩痛、颈痛、心前区疼痛，常伴虚脱感、面色苍白、出冷汗、呼吸困难、咳嗽等症状，甚至晕厥、咯血。患者极度焦虑、恐惧、恶心、抽搐，甚至昏迷，有时候晕厥可能是急性肺栓塞唯一或首发症状。

以上三种胸痛往往有致命风险，需要高度警惕并及时就医，抢占救治先机，切不可贻误救治时间，导致猝死等严重后果。

食管疾病　常见的导致胸痛的食管疾病是胃食管反流病，常有胃灼热和反酸感，包括胸骨后和剑突下烧灼感，多在餐后出现，平卧、弯腰或腹压增高时易发生。反流入口腔的胃内容物常呈酸性，称为反酸，常伴上腹部灼热。部分患者可出现吞咽疼痛和吞咽困难，严重时可为剧烈刺痛或者烧灼痛，向背、腰、肩、颈部放射，酷似心绞痛。

肋软骨炎和肋软骨痛　这是门诊最为常见的胸痛类型，多为肋软骨交界处局部压痛，疼痛剧烈并向后背肩胛部或侧肩、上臂、腋窝处放射，深呼吸、咳嗽、活动、挺胸与疲劳后疼痛加剧。多以刺痛、跳痛或酸痛为主，疼痛程度不等，往往迁延不愈。患者多会误判为心脏病而来心内科就诊。但是这类胸痛往往部位明确且局限，疼痛性质以锐痛、刺痛为主，伴有按压痛，与心绞痛、主动脉夹层所致胸痛区别很大。

肺部疾病　某些肺部肿瘤的首要表现就是胸痛，但是这种胸痛多是持续性闷痛，与活动、深呼吸或者咳嗽并无明显相关性。往往伴有咳嗽、咳痰或者咯血、体重减轻、低热等。出现以上情况的中青年男性应到医院进行胸部CT检查，往往可以明确诊断。

（周　宁）

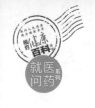

18. 中青年男性应该如何应对
心力衰竭

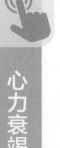
心力衰竭是一种严重的心脏疾病，控制心力衰竭的关键在于控制心脏的原发病和心力衰竭的诱因。通常认为，心力衰竭主要出现在老年人身上，但近年来，越来越多的中青年男性也受到这一疾病的影响。

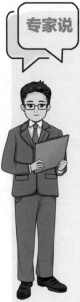

专家说

心力衰竭让心脏无法有效地将血液运输到身体各个部位，导致全身器官功能受损。但别担心，可以通过一些简单的方法提前预防和管理心力衰竭。

首先，要了解心脏的健康状态。高血压、冠心病、心肌病等是导致心力衰竭的主要原发病。因此，如果有这些疾病，一定要定期就医、遵医嘱用药、控制风险因素。

其次，要警惕心力衰竭的诱因。感染、过度饮酒等都可能加重心脏负担，诱发心力衰竭。此外，定期体检也是非常重要的，及早发现潜在的心脏问题。如果有任何心脏症状，如胸痛、呼吸困难、心悸，一定要及时就医，接受专业的诊断和治疗。

最后，合理的生活方式是预防心力衰竭的重要措施。保持健康的生活方式，规律的运动、健康的饮食、戒烟限酒以及学会科学应对压力，都有助于预防心力衰竭的发生。

如果被诊断为心力衰竭，一定要积极配合医生的治疗。按时服药、控制饮食、控制体重、保持乐观的心态等都是非常重要的。记得定期复诊检查，以便医生及时调整治疗方案。

虽然心力衰竭可能提前来临，但通过健康的生活方式、及早进行科学治疗和管理，我们完全有能力应对这个挑战，健康快乐地生活。

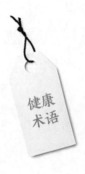

心力衰竭 是一种由于心脏泵血功能失常引起的疾病，导致心脏不能满足全身的基础代谢需要。常见诱因包括心肌梗死、心肌病、心肌炎等。

（周　宁）

19. 中青年男性应该如何防治
心房颤动

心房颤动是一种常见的心律失常，它让心脏不规律地跳动，可能导致血栓形成，增加卒中和心力衰竭的风险。但可以采取一些简单而有效的措施来防治心房颤动。

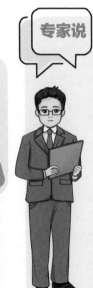

专家说

　　首先，要了解心房颤动的风险因素，如高血压、心脏病、糖尿病、肥胖等都是心房颤动的常见诱因。如果有这些风险因素，定期进行健康体检和积极治疗显得尤为重要。

　　保持健康的生活方式是预防心房颤动的关键。均衡饮食、控制体重、戒烟限酒，可以降低心房颤动的风险。此外，避免过度的咖啡因摄入也很重要，因为咖啡因可能加重心律失常。每周定期进行运动对心脏颇有益处，如快走、骑自行车或游泳，可以增强心脏功能，并降低心房颤动的风险。但是请记住，运动计划需要根据身体的实际情况制订。

　　其次，定期监测心脏健康是预防心房颤动的重要举措。如果有心脏病史或其他风险因素，定期测量心率及血压必不可少。现代科技的发展使得家用心率监测设备变得更加便捷、易用，可以在家中定期监测自己的心率，及早发现异常情况并及时就医。

　　最后，如果已经被诊断出患有心房颤动，不要灰心丧气。现代医学已经有了多种有效的治疗方法，包括药物治疗、手术和介入治疗等。与医生合作制订适合自己的治疗方案，并严格遵循医嘱，可以有效控制心房颤动，减少并发症的发生。

（周　宁）

心房颤动　风险因素　生活方式

20. 中青年男性出现
期前收缩必须用药吗

期前收缩是常见的心律失常之一。那么什么是期前收缩、期前收缩必须用药吗？

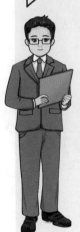

期前收缩，亦称早搏，是最常见的心律失常类型。临床观察发现，正常年轻人中近半数发生过期前收缩。随着年龄的增加，期前收缩的发生率会随之增高。有数据显示，近80%的60岁以上老年人发生过期前收缩。甚至可以说，基本上所有人都发生过期前收缩，但绝大多数人对于这种短暂、偶发的"心脏偷停"并没有产生明显不适感。

对大多数中青年男性来说，偶尔的期前收缩并不会对健康构成严重威胁，也不会感受到明显的不适。然而，当期前收缩频繁出现，或伴随头晕、胸痛等症状时，就需要引起足够的重视了。这种频繁的期前收缩可能与心脏疾病或其他系统疾病有关，如心肌缺血、心肌炎、甲状腺功能亢进、电解质紊乱。

是否用药治疗主要取决于期前收缩的频率和性质，包括心电图检查以及可能的心脏超声和长时间的心率监测。只有当期前收缩对日常生活造成了明显影

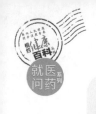

响，或者存在心脏基础疾病时，医生才会考虑为患者进行药物治疗。

药物治疗旨在稳定心脏节律，减少期前收缩发生的频率。其中，β受体阻滞剂（如美托洛尔、比索洛尔）是常用的治疗药物，通过减缓心率，降低心脏对刺激的反应性达到治疗目的。除了药物，生活方式的调整同样是管理期前收缩不可或缺的一部分，包括避免过度摄入咖啡因和酒精、保持良好的睡眠习惯、减少压力以及定期进行适当的体育锻炼。对于部分患者来说，这些生活方式的调整足以减少期前收缩的发生，无须依赖药物治疗。

在特定情况下，如果期前收缩频繁发作且药物治疗效果不佳，医生可能建议患者进行射频消融治疗。这是一种通过消除异常电信号发源点来根治期前收缩的方法，通常用于药物治疗无效的室性期前收缩。

期前收缩的治疗方法需要基于个人病情而定，当中青年男性遇到期前收缩时，最重要的是及时寻求医疗专家的指导，制订出最适合自己的治疗计划。

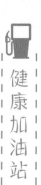

健康加油站

如果把心脏比喻成一个房子，心肌的病变就类似于墙壁出了问题；冠状动脉病变类似于水管出了问题；包括期前收缩在内的心律失常类似于电线出了问题。

在心脏电路系统中，窦房结是"最高司令官"，负责有节律地发放电信号，而心房、房室结和心室细胞一般都对其唯命是从，逐级按序发布电信号，故在通常情况下，人的心跳像音乐节拍一样均匀、规整，每次心跳的间隔时间相同。但有一些不听话的"捣乱分子"，擅自发布电信号，提前兴奋心肌，所以部分心跳提前发生了，就像抢了拍子一样，这就是期前收缩。这些"捣乱分子"可能是心房肌，也可能是心室肌，所以根据位置的不同，可以将期前收缩分为房性期前收缩、交界性期前收缩和室性期前收缩。

（惠　慧）

21. 冠心病有哪些风险因素

　　冠状动脉粥样硬化性心脏病，简称冠心病，这个听起来有些遥远的医学术语，实际上却离我们的生活越来越近。《中国心血管健康与疾病报告 2022》指出，中国心脑血管疾病患病率处于持续上升阶段，现患人数约 3.3 亿，其中冠心病现患人数约 1 139 万，而且负担下降拐点尚未出现。

专家说

　　冠心病的常见风险因素如下。

　　不良生活方式　是影响冠心病的重要风险因素。长期吸烟的人群，由于烟草中的有害物质可以损害血

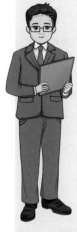

管内壁，促进动脉粥样硬化的发展，因此烟民患冠心病的风险显著增加。此外，不健康的饮食习惯，如高盐、高脂、高糖饮食，导致高血压、高血脂、糖尿病。长期高血压能增加心脏和血管的负担；高血脂则是促发动脉粥样硬化的主要原因；糖尿病患者长期处于高血糖状态，会加速血管内皮功能损害，导致血脂代谢异常，进而增加冠心病的患病风险。

缺乏运动 是一个不可忽视的冠心病风险因素。定期进行中等强度的体育运动，如快走、游泳或骑自行车，可以帮助维持心血管健康，降低冠心病的患病风险。相反，久坐不动的人群更容易发生冠心病。

肥胖 是重要的冠心病致病因素之一，和缺乏运动密切相关。肥胖能增加高血压、高血脂、糖尿病的发病机会，继而增加冠心病的发病率；肥胖能导致动脉血管内皮细胞功能障碍、增加心脏的负担以及产生多种炎症因子，如肿瘤坏死因子 α、白介素 -6，这些炎症因子不仅参与动脉粥样硬化过程，还会增加冠心病患病风险。

遗传因素 遗传因素在冠心病的发病中扮演了重要角色。如果家族中有直系亲属（如父母、兄弟姐妹）患有冠心病，那个人患病的风险会相应增加。

年龄 随着年龄的增长，人体的血管自然会出现一定程度的硬化和狭窄，因此年龄也是冠心病的重要风险因素。

性别 统计显示，中年男性患冠心病的风险高于同龄女性，但女性在绝经后患病风险显著增加，这可能与女性体内的保护性激素水平降低有关。

心理因素　长期的心理压力和不良情绪状态被认为是冠心病的风险因素。压力和焦虑可能通过影响心率、血压以及炎症水平间接增加冠心病的风险。

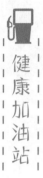

健康加油站

冠心病的病因复杂，包括不良生活方式、高血压、高血脂、糖尿病、遗传因素、年龄、性别以及心理因素等。这就意味着通过积极调整生活方式，如戒烟、健康饮食、定期运动、控制体重、管理血压、血脂和血糖，以及保持良好的心理状态，可以有效降低冠心病的风险。

（惠　慧）

22. 中青年男性出现心脏区域疼痛就是**冠心病**、**心绞痛**吗

追溯历史，最早对心绞痛的经典描述是 1768 年英国著名的内科医生威廉·赫伯登，他将这种疼痛描述为"突如其来的胸部压迫感"。历过心脏学家多年研究，现在我们知道，典型的心绞痛常以心脏区域（如左乳附近的心前区、胸骨后）的闷痛、压榨痛、烧灼

样痛等为表现，一般在劳累或运动后发作，每次持续数分钟，发病后，如停止运动、略微休息，或含服硝酸甘油后症状能得到有效缓解。

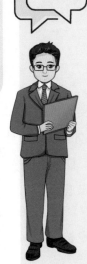

关键词 🔘

冠心病 心绞痛 心肌炎

当感到胸口疼痛时，大多数人首先想到的是心脏问题，尤其是心绞痛。心绞痛是冠状动脉供血不足导致的心脏疼痛，大多心绞痛与冠心病相关。但是，胸部疼痛并不总是源自心脏。事实上，胸痛可能由多种不同的原因引起，涵盖了从消化系统问题到肌肉骨骼问题等多个系统。了解这些不同的原因对于正确判断和治疗至关重要。

心包炎和心肌炎　这些心脏病症虽然涉及心脏，但并非由冠状动脉问题引起。心包炎是指心包的炎症，心肌炎是指心脏肌肉的炎症，它们都可以引起胸痛。如心包炎常与呼吸有关；心肌炎常与病毒感染有关，在患病前 2~3 周患者常有感冒史。

心理因素　焦虑和恐慌发作可以引起胸部紧张、疼痛或不适，这些症状有时与心绞痛相似。比如临床常见的心脏神经症，常以反复胸闷、心悸、胸痛为表现。但这类胸痛发作与运动、劳累无关，持续时间不定，最长可持续数小时，甚至数天。

肌肉骨骼问题　胸壁疼痛是非常常见的，可能由于肌肉拉伤、肋骨损伤或肋间神经痛引起。这种类型的疼痛通常会随着体位改变、深呼吸或活动而加剧。

消化系统问题　胃食管反流病是常见的胸痛原因之一，胃酸反流到食管造成烧灼感。其他如胃溃疡、胆囊疾病也可引起胸部疼痛。

皮肤问题　比如带状疱疹在发病初期会表现为胸痛，症状性质与心绞痛不同。临床经常有疑诊心绞痛的患者，其实是带状疱疹初期。

肺部问题　肺炎、肺栓塞、自发性气胸等肺部疾病都可以引起胸痛，这种疼痛通常与呼吸有关。

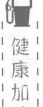
健康加油站

发生在心脏附近区域的疼痛不见得都是心绞痛。了解心绞痛的特征性症状对于将其与其他类型的胸痛区分开来非常重要。当出现胸痛时，尤其是如果疼痛持续、严重或伴有其他症状（如呼吸困难、出汗、恶心），应立即就医。医生可能通过病史、体格检查、心电图、血液检查、影像学检查等方式来确定疼痛的原因。治疗将取决于胸痛的确切原因，可能包括药物治疗、生活方式改变等。

（惠　慧）

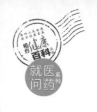

23. **鼾声如雷**下潜伏着哪些心血管危险信号

鼾声如雷，看似无害的夜间"表演"其实可能是身体内部正在发出重要信号，提示着潜在的心血管危险。

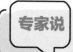

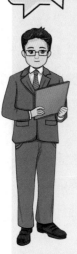

鼾声通常是由于呼吸道阻塞引起的，这可能是肥胖、睡眠姿势不当或者呼吸道异常所致。然而，鼾声与心血管健康之间存在着更深层次的联系。

心血管系统是我们身体的"引擎"，它负责向全身输送氧气和养分。当心血管系统受到干扰时，血液流动可能受到影响，会增加患心脏病或卒中等疾病的风险。

持续的重度打鼾可能与高血压、心律失常、动脉硬化等心血管问题相关。打鼾伴随的睡眠呼吸暂停（即睡眠呼吸暂停综合征）更是与心血管疾病的发生风险密切相关。这种睡眠中的呼吸暂停会导致氧气供应减少，心脏和大脑等重要器官可能因此受到损害。

当我们听到自己或他人的鼾声时，应该怎么办呢？请不要忽视它。鼾声可能不仅是睡眠质量下降的表现，更可能是我们身体内部某种异常的提示。如果您或您身边的人频繁出现打鼾，建议及时就医，接受专业的睡眠检查，以排除可能存在的心血管问题。

　　健康的睡眠不仅是让我们精力充沛的关键，更是保护心血管健康的重要一环。

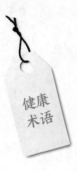

健康术语

睡眠呼吸暂停综合征　这是一种由于反复较长时间呼吸停止导致睡眠连续性中断和短暂的血氧含量降低及二氧化碳含量增高的严重疾病。患者常表现为日间嗜睡、夜间鼾声如雷、阵发性喘气或憋气、呼吸暂停和打鼾时突然觉醒。

（周　宁）

四

脑血管
疾病

24. 哪些**脑血管疾病**更偏爱中青年男性

脑血管疾病是一类影响脑部血管的疾病，包括卒中、脑出血、脑梗死等。虽然这类疾病通常被认为是老年人的"专利"，但实际上中青年男性也具有一定发病风险。了解这些疾病以及它们的风险因素，对于预防和早期识别至关重要。

在中青年男性中，以下几种脑血管疾病较为常见。

脑梗死　中青年男性的不良生活习惯（如吸烟、饮酒）、高血压、糖尿病、高胆固醇等是脑梗死的高风险因素。

脑出血　中青年男性的高血压、过度饮酒等是其主要风险因素。

动脉瘤　中青年男性因生活压力、不良生活习惯等原因，动脉壁可能出现异常扩张，增加破裂的风险。

脑血管畸形　包括动静脉畸形等，通常是先天性的，但可能在中青年时期首次表现出症状，如头痛、癫痫。

虽然中青年男性患脑血管疾病相对少见，然而一旦发生，其影响和后果可能非常严重。在面对脑血管疾病时，应特别注意生活方式的调整，包括戒烟、限酒、

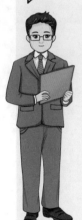

关键词

脑梗死　脑出血　动脉瘤

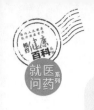

控制血压、血糖和血脂水平，以及增加体育运动，减少长时间静坐。此外，中青年男性应定期进行健康检查，特别是有高危因素（如家族史、不良生活习惯）的人，应更加注意脑血管健康。

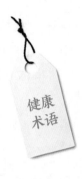

脑梗死 脑部血管被血块阻塞后引起的脑组织缺血和损伤。

脑出血 脑内血管破裂，血液渗出进入脑组织。

动脉瘤 血管壁局部扩张或膨出，可能导致血管破裂。

脑血管畸形 脑血管发育异常，可能导致血管破裂或癫痫。

（宋海庆　姚雪帆）

25. 是否存在中青年男性特异性的**脑血管疾病**危险因素

脑血管疾病是全球范围内造成残疾和死亡的主要原因之一，其危险因素众多，了解这些因素对于预防和减少脑血管疾病的风险至关重要。

对于中青年男性来说，脑血管疾病的常见危险因素如下。

高血压 是脑血管疾病最重要的可控制危险因素，长期高血压会损害血管壁，增加脑卒中的风险。

烟草滥用 吸烟会损害血管内壁，增加血管阻塞的风险，被动吸烟同样危险。

高胆固醇 血液中的高胆固醇水平可以导致动脉粥样硬化，增加脑血管疾病的风险。

糖尿病 高血糖长期对血管的损害会增加脑血管疾病的风险。

心脏病 包括心房颤动、冠心病等，增加脑卒中的风险。

肥胖 体重过重或肥胖会增加高血压、糖尿病等疾病的风险，从而间接增加脑血管疾病的风险。

过度饮酒 长期过量饮酒会导致高血压和心脏病，增加脑血管疾病的风险。

缺乏运动 缺乏运动会增加多种慢性病的发病风险，包括脑血管疾病。

不良饮食习惯 高盐、高脂和低膳食纤维的饮食习惯会增加脑血管疾病的风险。

此外，在中青年男性中，还存在着一些特异性危险因素。

关键词

脑血管疾病 风险因素

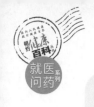

职业压力　长期的高强度工作和精神紧张状态被认为是中青年人群特异性的心血管疾病危险因素。

睡眠障碍　包括失眠、睡眠呼吸暂停等睡眠质量问题，与脑血管疾病风险增加有关。

药物滥用　某些药物，如可卡因和冰毒，可以显著增加脑血管疾病的风险。

精神健康问题　长期抑郁、焦虑等精神健康问题与脑血管疾病风险增加有关。

对于中青年男性而言，采取健康的生活方式是预防脑血管疾病的关键。

（宋海庆　姚雪帆）

26. 中青年男性所患
脑血管疾病
有哪些特点

中青年男性的脑血管疾病虽然发病率较低，但其发生具有一些特殊的特点。了解这些特点对于预防和早期识别脑血管疾病至关重要。

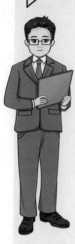

　　不典型症状　中青年男性的脑血管病疾症状可能不如老年人那样典型，有时症状较轻或被忽视，如短暂性视觉模糊、轻微的言语不清或偶尔的手脚无力，容易被误认为是过劳或压力导致。

　　发病原因多样　相比老年人血管硬化等传统危险因素，中青年男性的脑血管疾病可能与遗传性疾病、血管畸形、心脏疾病、使用避孕药、吸烟、药物滥用（尤其是兴奋剂和毒品）、过度饮酒等因素关系更为密切。

　　恢复能力强　中青年男性的身体恢复能力通常比老年人强，因此在脑血管事件后的恢复期望通常更好。但这并不意味着可以忽视疾病的预防和治疗，早期诊断和治疗对于预后仍然至关重要。

　　心理社会因素的影响　中青年男性患者承受的来自疾病对工作、家庭和社交活动影响的压力更大，需要在治疗过程中及时给予患者心理和社会支持。

　　总之，中青年男性的脑血管疾病虽然与老年人存在差异，但其严重性不容忽视。通过健康的生活方式、定期体检和提高对脑血管疾病的警觉，可以有效预防和及早识别脑血管疾病。

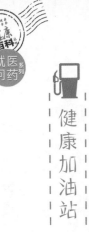
中青年男性面对脑血管疾病，应重视以下几点。

早期诊断　对于出现上述非典型症状的中青年男性，应提高警惕，及时进行脑部影像学检查，以便早期发现脑血管疾病。

综合治疗　应综合考虑药物治疗、外科手术及康复治疗。

生活方式干预　传统的危险因素，如高血压、吸烟等应得到控制。同时，鼓励健康饮食、适量运动、减压放松。

心理支持　疾病的心理负担可能影响治疗效果和生活质量，因此医生应为患者提供必要的心理咨询或辅导。

重视预防　中青年男性应重视脑血管疾病的预防，包括避免长时间过度用脑、保持良好的睡眠质量、避免过度饮酒和吸烟等。

（宋海庆　姚雪帆）

27. 酗酒是否会导致神经系统损害

酗酒确实会导致神经系统损害，这种损害可以是短期的，也可以是长期的，严重时甚至可能是不可逆的。酒精是一种中枢神经系统抑制剂，长期大量饮酒会对大脑造成直接和间接的伤害，影响大脑的结构和功能。

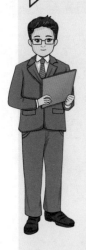

酒精对神经系统的损害主要表现如下。

认知功能障碍　包括记忆力减退、学习能力下降、判断力和决策能力受损。长期饮酒者大脑容量可能减小，大脑白质受损，这些改变与认知功能下降密切相关。

感觉和运动功能受损　酒精可导致手脚麻木、协调能力下降、步态不稳等症状，这是由于酒精直接损伤神经细胞，以及对大脑控制运动和感觉区域的影响所致。

精神疾病　长期酗酒与多种精神疾病有关，包括抑郁症、焦虑症、睡眠障碍以及更严重的精神疾病，如酒精幻觉症和酒精性痴呆。

外周神经病变　长期饮酒可导致外周神经病变，表现为四肢麻木、刺痛、烧灼感等。

酗酒对神经系统的损害是深远和复杂的，通过采取适当的预防和干预措施，可以有效减少酒精对神经系统的负面影响。

关键词

酗酒　神经功能损害　不可逆

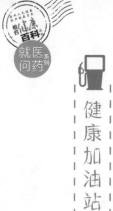

酒精对神经系统的损害是多方面的，其机制包括直接神经毒性、营养缺乏（特别是维生素 B_1 缺乏）以及酒精引起的其他器官功能障碍（如肝脏疾病）间接影响大脑功能。因此，减少酒精摄入、维持健康的饮食和生活方式对预防酒精相关神经系统损害至关重要。

预防措施　对于存在酗酒风险的人群，应寻求专业帮助减少饮酒。同时，保证均衡饮食，特别是摄入足够的维生素 B_1，对预防酒精性神经损害尤为重要。

康复建议　对于已经出现酒精相关神经系统损害的人，除了停止饮酒外，可能还需要药物治疗、营养支持和康复训练等综合措施。

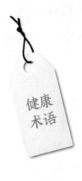

酒精性神经病变　由于长期酗酒导致的一种神经系统疾病，表现为感觉异常、运动功能障碍等。

酒精性痴呆　长期大量饮酒导致的一种认知功能障碍状态，特点是记忆力减退、判断力下降等。

（宋海庆　姚雪帆）

28. 哪些意识或认知功能损伤可能与**脑血管疾病**有关

关键词

意识障碍 认知障碍

脑血管疾病通过减少脑部的血液供应，影响脑细胞的功能和存活，从而导致认知功能损害。这些损害的程度取决于受影响的脑区以及病变的范围和严重程度。早期诊断和及时治疗对于减轻症状、改善预后至关重要。

脑血管疾病对意识或认知功能的损伤表现多样，可以从轻微的认知障碍到严重的神经功能损伤。与脑血管疾病相关的意识或认知功能损伤如下。

注意力缺陷 患者可能发现自己难以集中注意力或维持注意力，尤其是在执行需要持续集中注意力的任务时。

记忆力减退 短期记忆受损是常见的症状，患者可能难以记住近期发生的事件或新信息。

执行功能障碍 指规划、组织、解决问题和作出决策的能力受损。患者可能在处理日常问题或执行复杂任务时遇到困难。

空间定向障碍 包括对空间关系的理解和空间导航能力的减弱，患者可能在理解地图或找路时遇到困难。

语言和沟通困难　可能包括言语理解和表达障碍，如失语症，患者在理解他人言语或表达自己的想法时遇到困难。

情绪和行为改变　包括抑郁、焦虑、易怒、冲动、控制差等，这些变化可能是脑部受损导致的情绪调节机制失调。

认识到脑血管疾病对意识和认知功能的潜在影响，并采取有效的预防和干预措施，对于维护脑部健康和功能至关重要。

健康加油站

预防策略　控制脑血管疾病的危险因素，如高血压、糖尿病、高胆固醇、吸烟和过量饮酒，这是预防认知功能损伤的关键。

早期识别和治疗　了解脑血管疾病可能导致的认知和意识功能损伤的早期症状，以便及时寻求医疗帮助。

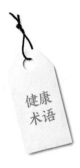

健康术语

失语症　在神志清楚、意识正常、发音和构音没有障碍的情况下，由于神经中枢病损、大脑皮质语言功能区病变，导致的言语交流能力障碍，包括语言表达或理解障碍，丧失口语、文字的表达和领悟能力。

（宋海庆　姚雪帆）

29. 中青年男性出现哪些表现时要考虑急性脑血管疾病的可能性

急性脑血管疾病通常需要紧急医疗干预，以减少脑损伤、提高生存率。了解可能指示急性脑血管病的早期征兆至关重要。

专家说

在日常生活中，以下一些表现可能是急性脑血管疾病的信号，需要引起高度注意。

突然感觉一侧身体无力或麻木　这是最常见的症状，可能表现为面部、手臂或腿部无力，尤其是这种无力只发生在身体的一侧时。

说话不清或理解困难　突然之间，患者可能发现自己说话含糊不清，或者听不懂别人说的话，这可能是语言中枢受损的表现。

视力突然下降　一个或两个眼睛的视力突然减弱，或者出现视野缺失。

突然步态不稳、失去平衡或协调能力下降　可能表现为行走时摇摇晃晃，或者无法控制身体的正常运动。

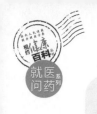

突然剧烈头痛 特别是没有任何明显原因的头痛，可能是脑出血的信号。

面部或四肢突然出现异常感觉 如刺痛、热感或异常冷感，特别是这些感觉只发生在身体的一侧时。

认知功能障碍 包括记忆力减退、判断力下降或定向力丧失。

眩晕 可能伴随恶心、呕吐，尤其是当与其他症状同时出现时，应引起重视。

急性脑血管疾病的早期识别和及时治疗至关重要。认识这些早期征兆并采取适当的预防措施，可以在很大程度上降低急性脑血管疾病的风险，保持脑部健康。如果遇到急性情况，记得及时就医，快速行动可以挽救生命。

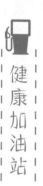

健康加油站

急性脑血管病的发生往往是脑血流突然中断或脑内出血所致，这些症状反映了脑部某区域的功能受到严重影响。"时间就是大脑"，早期干预对恢复功能至关重要。因此，一旦出现上述症状，应立即拨打120急救电话或前往最近的医院急诊科，寻求医疗帮助。医生可能采取影像学检查（如 CT 或 MRI）来确定病变类型和位置；血液检查帮助评估整体健康状况，并根据具体情况制订治疗方案。记住"FAST"原则（face，面部歪斜；arm，手臂无力；speech，说话不清；time，及时就医）可以帮助快速识别脑卒中的迹象。了解这些关键的警示症状可以帮助及时识别问题，确保能够迅速采取适当的医疗措施，从而提高患者的生存率和生活质量。

（宋海庆　姚雪帆）

30. 针对突发脑血管疾病的患者，可以采取哪些**急救措施**

对于突发脑血管疾病的患者，时间就是生命。急性脑血管事件，如脑卒中的"黄金时间"通常认为是发病后的 3~4.5 小时，这段时间内进行的医疗干预最有可能成功地挽救脑细胞，减少永久性损伤。因此，普通人在识别症状并迅速采取行动方面发挥着至关重要的作用。

专家说

面对突发脑血管疾病的患者，如发生脑卒中时，普通人的应对措施至关重要，可以帮助减轻患者的病情，甚至挽救生命。

立即拨打 120 紧急电话　一旦识别到脑血管疾病的迹象，如面部歪斜、说话不清、一侧身体无力，应立刻拨打 120 急救援电话，请求医疗救援。

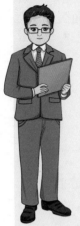

保持患者平静 尽量让患者保持平静，避免其进行剧烈活动，因为过度活动可能加重脑部损伤。

保持呼吸道畅通 如果患者意识不清，应确保其呼吸道畅通，可以让患者平躺，将其头部转向一侧，以帮助分泌物流出，避免窒息。

密切观察患者的症状 注意患者的意识状态和生命体征（如呼吸、心跳），如果出现任何变化应立即报告给急救人员。

立即进行心肺复苏 如果施救者接受过心肺复苏的急救培训，则可以立即开展急救，通过胸外按压和人工呼吸维持患者的血液循环和呼吸。

不要给患者进食或饮水 因患者的吞咽功能可能受损，给予食物或水可能导致窒息或吸入性肺炎。

提供必要的情况说明 当急救人员到达时，向他们提供患者的基本情况，包括症状的开始时间、患者的基础疾病、正在使用的药物等信息，这有助于急救人员快速准确地进行初步评估和干预。

通过了解和掌握这些基本的急救措施和知识，即使是非医疗人员也可以在面对脑血管疾病患者时，通过迅速、有效的应对，为患者提供初步支持，并为专业急救人员的救治争取时间，这在很大程度上可以帮助改善患者的预后和生存率。

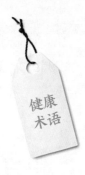

黄金时间 指从脑血管病发作到接受有效治疗的最佳时间窗口，通常是指最初几小时内，这段时间内的医疗干预对改善预后至关重要。

（宋海庆 姚雪帆）

健康
术语

关键词

物理治疗 言语治疗 认知康复

31. 脑血管疾病患者
为什么要进行**康复治疗**

脑血管疾病患者在住院治疗后往往会遗留身体功能、语言能力及认知功能方面的损害，需要进行康复治疗。

康复治疗旨在帮助患者恢复在疾病发生前的功能状态，减少残疾，提高生活质量，同时也有助于预防病情的再次发生。康复治疗通常需要跨学科的专业团队合作，包括物理治疗师、职业治疗师、言语治疗师、神经心理学家、康复医生等专业人员。目前的康复治疗类型如下。

物理治疗 旨在通过身体锻炼和训练帮助患者恢复肢体功能，如行走、站立、平衡。物理治疗师会根

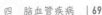

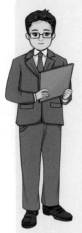

据患者的具体情况设计个性化的康复计划。

职业治疗　帮助患者恢复日常生活的能力，如穿衣、吃饭、个人卫生，以提高患者的自理能力和生活质量。

言语治疗　针对脑血管疾病所致语言和吞咽障碍，通过一系列训练帮助患者恢复说话和吞咽能力。

认知康复　针对患者可能出现的认知障碍，如记忆力、注意力、判断力等方面的问题，通过认知训练和日常生活技能训练来提升患者的认知功能。

心理支持与咨询　脑血管疾病患者在康复过程中可能遇到情绪波动、抑郁、焦虑等心理问题，通过心理支持和咨询可以帮助患者调整心态，促进整体康复。

通过综合性的康复治疗，脑血管疾病患者可以最大程度地恢复功能，提高生活质量，减轻家庭和社会的负担。

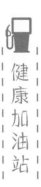

健康加油站

脑血管疾病患者的康复是一个长期且持续的过程，需要患者、家庭成员和康复团队之间的密切合作。康复治疗的目标不仅是改善患者的物理状况，也包括提升其社会参与度和生活质量。早期开始康复治疗通常能获得更好的康复效果。

康复治疗的成功在很大程度上依赖于患者的参与度和积极性。家庭成员的支持和鼓励对患者保持积极的康复态度非常重要。定期评估患者的康复进展，并根据需要调整康复计划，是确保康复效果的关键。

（宋海庆　姚雪帆）

32. 中青年男性应当如何预防
脑血管疾病

关键词

预防　饮食　运动　睡眠

对于中青年男性，预防脑血管疾病是一项重要的健康任务，特别是考虑到生活方式和工作压力等因素对健康的影响。

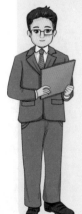

专家说

预防脑血管疾病的关键在于采取健康的生活习惯，及早识别和管理风险因素。下面是一些具体的预防措施。

均衡饮食　保持低盐、低脂、高膳食纤维的饮食习惯，多吃新鲜蔬菜和水果，减少加工食品和高脂肪食物的摄入。

规律运动　每周至少进行 150 分钟的中等强度运动（如快走、游泳、骑自行车）或 75 分钟的高强度运动。

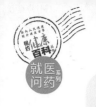

　　控制体重　通过健康饮食和规律运动维持正常体重，避免肥胖。

　　戒烟限酒　烟草和过量饮酒是脑血管病的主要风险因素，戒烟限酒对预防脑血管疾病至关重要。

　　管理压力　学习有效的压力管理技巧，如冥想、瑜伽、深呼吸，有助于减少脑血管疾病的风险。

　　充足的睡眠　保证每晚 7~9 小时的高质量睡眠，有助于维持脑血管健康。

　　定期进行健康检查　包括血压、血糖和血脂检测。高血压是脑血管疾病的重要风险因素，应定期监测并采取措施将血压控制在正常范围内；定期进行血糖和血脂检查，及时发现并管理糖尿病和高胆固醇血症等情况。

　　脑血管疾病的预防是一个长期的过程，需要持续的生活方式调整和健康管理。对中青年男性来说，关键在于建立并坚持健康的生活习惯，早期识别和管理个人风险因素。通过这些措施，可以显著降低脑血管疾病的风险。

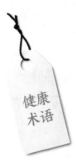

　　中等强度运动　这类运动的目的是提高心肺功能，增强肌肉耐力，同时对身体的压力较低，更适合初级运动者或是寻求长期健康维护的人群。通常，中等强度运动时的心率为最大心率的 50%~70%，包括快步走、骑自行车、游泳。这类运动有助于改善心血管健康，控制体重，减少慢性病风险。

高强度运动 这类运动更加激烈，需要较高的体能和耐力，但可以在较短的时间内提供更多的健康和健身益处。高强度运动时的心率为最大心率的70%~85%，包括间歇性高强度训练（HIIT）、竞速自行车、足球、篮球、羽毛球等竞技性运动。这类运动可提高心肺功能，增加肌肉力量和耐力，加速脂肪燃烧，提高代谢率，改善心血管健康。

（宋海庆　姚雪帆）

33. 脑血管疾病
是否与**基因**、**遗传**相关

脑血管疾病的发生与多种因素有关，遗传因素是其中之一。科学研究表明，某些类型的脑血管疾病，如家族性脑动脉瘤、遗传性出血性毛细血管扩张症（HHT），确实与遗传有较强的关联。然而，并非所有的脑血管疾病都直接与遗传相关，生活方式和环境因素也在脑血管疾病的发病过程中扮演着重要角色。

专家说

现实生活中，如果家族成员（尤其是一级亲属，如父母、兄弟姐妹）中有人患有脑血管疾病，尤其是在较年轻时发病的，可能增加个体发病的风险。某些特定的遗传性疾病可直接导致脑血管的异常，增加患者发生脑血管疾病的风险。

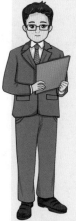

虽然遗传因素在某些脑血管疾病中起着重要作用，但生活方式和环境因素对大多数人来说是脑血管疾病风险的主要调节器。例如，高血压、糖尿病、高胆固醇、吸烟、肥胖和缺乏运动，都是已知的脑血管疾病的风险因素。

对于有家族史或遗传倾向的中青年男性来说，采取积极的预防措施尤为重要。

定期体检　通过定期体检，可以有效监控血压、血糖和胆固醇水平。

健康的生活方式　包括健康的饮食习惯、规律运动、戒烟限酒、保持适宜体重。

避免高风险行为　避免过度饮酒和使用任何形式的烟草制品。

监控和管理慢性病　如高血压和糖尿病，这些都是脑血管疾病的重要风险因素，应积极治疗。

虽然我们不能改变遗传因素，但通过改变生活方式和环境因素，可以在很大程度上减少脑血管疾病的风险。

（宋海庆　姚雪帆）

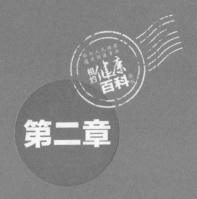

第二章

内分泌疾病

糖尿病

1. 哪些中青年男性是
糖尿病的高危人群

糖尿病的患病人数近年来在全球范围内呈现出不断上升的趋势。糖尿病主要由胰岛素分泌不足或作用障碍导致的高血糖状态引起，给患者的生活和健康带来了极大的影响。

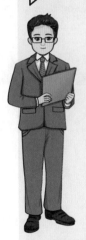

专家说

糖尿病是一种慢性代谢性疾病，中青年男性如果存在以下一些危险因素，则属于高危人群（这里主要针对 2 型糖尿病）。

家族史　如果家族中有糖尿病患者，尤其是直系亲属（如父母、兄弟姐妹）中有糖尿病患者，那么本人患糖尿病的风险会大幅增加。

肥胖或超重　肥胖或超重是糖尿病的主要危险因素之一，尤其是腹型肥胖，即脂肪主要分布在腹部，与糖尿病关系更加密切。

不健康的饮食习惯　高糖、高脂、高盐的饮食习惯会增加患糖尿病的风险。

缺乏运动　缺乏运动会导致身体代谢变慢，不规律的运动和久坐的生活方式可能增加患糖尿病的风险。

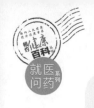

高血压或脂代谢紊乱　这些疾病与糖尿病的发病有密切的关系，同时也是糖尿病的高危因素之一。

年龄　随着年龄的增加，糖尿病的风险将逐渐增加。

胰岛素抵抗表现　如黑棘皮症。

健康加油站

针对中青年男性糖尿病高危人群，专家建议如下。

定期体检　建议定期进行体检，包括血糖、血压、血脂等指标的检测。

生活习惯　保持健康的饮食习惯，减少高糖、高脂、高盐的食物摄入。

运动习惯　适当的运动可以帮助控制体重，降低患糖尿病的风险。

控制血压和血脂　对于已经存在高血压或血脂异常的患者，需要积极控制这些指标，以降低患糖尿病的风险。

（陆雷群　曹筱佩　史　楠）

2. 为什么部分中青年男性会在中午和下午**出汗**、**心悸**、**手抖**并伴有饥饿感

在日常生活中，部分中青年男性可能在中午或下午时分突然感到身体不适，如出现出汗、心悸、手抖，并伴随着强烈的饥饿感。这种突如其来的不适感往往让人措手不及，严重时甚至会影响正常的工作和生活。那么，这究竟是怎么回事呢？

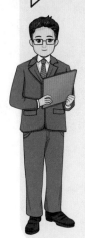

专家说

出现中午或下午出汗、心悸、手抖、饥饿感的症状可能与多种原因有关。首先，一种可能的解释是低血糖（低血糖症状），如果您的饮食不规律或者过度节食，可能导致血糖过低，从而出现出汗、心悸、手抖、饥饿感等症状。尤其是一些糖尿病前期或早期患者，由于高胰岛素血症导致进餐后血糖升高，促进胰岛素大量分泌且胰岛素释放延迟，最终将导致低血糖。其次，甲状腺功能亢进时，身体代谢加快，容易出现出汗、心悸。最后，心脏病、高血压等心血管疾病也可能引起这些症状。

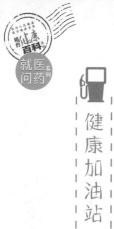

出现上述问题时，应去医院进行检查，医生将通过病史询问、体格检查和必要的实验室检测来确定导致这些症状的具体原因，并制订相应的治疗方案。同时，您可以注意以下几点：①保证充足的睡眠和休息时间，避免过度劳累和精神紧张；②注意饮食健康，避免暴饮暴食和过度节食；③如以往曾有低血糖病史或本次发作诱因明确，建议随身携带并及时补充含糖食品或饮料。

（陆雷群　曹筱佩　史　楠）

3. 得了**糖尿病**应该怎样吃

糖尿病是一种需要长期管理的慢性病。在面对这一疾病时，我们需要从饮食、运动、药物使用、心理健康和并发症预防等多个方面入手，以维持血糖的稳定和生活的健康。通过合理的治疗和管理，我们可以有效地控制糖尿病，提高生活质量。

专家说

糖尿病是一种常见的慢性病，糖尿病患者应该控制糖分的摄入，尽量避免食用高糖食品，如糖果、饮料。但是，这并不意味着糖尿病患者完全不能吃糖或

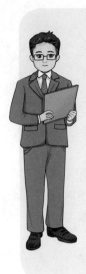

甜食，而是可以适量摄入碳水化合物，如全麦面包、糙米等低糖食品。同时，要尽量避免高淀粉食品，如白面包、白米饭等；控制脂肪和盐的摄入，尽量选择低脂、低盐食品。糖尿病患者应该保持饮食均衡，摄入足够的蛋白质、脂肪、碳水化合物、维生素和矿物质等营养素。糖尿病患者的饮食应适量控制，并在医生或营养师的指导下进行饮食规划。建议避免过度摄入高糖和高热量的食物，可以选择低糖或无糖食品，关注碳水化合物的种类和摄入量。

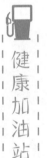

健康加油站

过量摄入含糖食品会提升血糖水平，对身体健康不利，所以糖尿病患者应该减少糖或甜食的摄入。如果糖尿病患者想要吃糖或甜食，应该在血糖控制相对稳定的时候食用，并且应该适当控制食用量。此外，建议糖尿病患者选择低糖或无糖食品。同时，要注意保持合理的膳食结构，以降低糖尿病并发症的风险。

（陆雷群　曹筱佩　史　楠）

关键词

糖尿病　糖分摄入　无糖食品

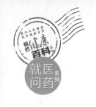

4. 中青年男性
如何实现**血糖达标**

在快节奏的现代生活中，中青年男性往往面临着巨大的工作压力和生活压力，这种压力不仅影响着他们的心理状态，更直接反映在身体健康上，其中较为突出的问题就是血糖管理。那么，对于这群工作繁忙的中青年男性来说，如何实现血糖达标呢？

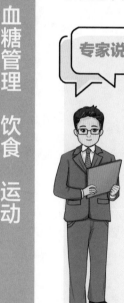

专家说

工作繁忙的中青年男性往往没有足够的时间去健身房或进行长时间的运动，但他们仍然可以通过一些简单的方法实现血糖达标。以下一些建议可以帮助中青年男性管理血糖。

增加运动 即使在工作日，也可以通过增加运动来消耗更多的热量。例如，可以在办公室进行简单的运动，如站立、踮脚尖、伸展，有助于缓解久坐带来的不适，有助于控制血糖。中青年男性也可以选择步行或骑自行车上下班，或者在午休时散步等。

健康饮食 健康饮食是控制血糖的关键。中青年男性可以选择低糖、低脂的食物，如蔬菜、水果、全麦面包。同时，要避免过度饮酒和吃零食。

睡眠充足 睡眠不足会使身体分泌更多的胰岛素，出现胰岛素抵抗，引发内分泌紊乱，从而影响血糖水平。

减少压力　长期的压力会使身体分泌更多的糖皮质激素，从而影响血糖水平。

定期检查　定期进行血糖监测，并遵循医生的建议进行相应的调整，及时发现并处理异常情况有助于防止疾病恶化。

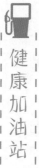

健康加油站

健康的生活方式和血糖管理是一个综合且长期的过程，需要关注多个方面并持续努力。通过设定目标、管理压力、保持水分充足、利用智能技术辅助、持续自我反思、关注心理健康、寻找支持系统、了解药物不良反应以及定期评估健康状况等方式，可以更好地维护自己的身心健康。

（陆雷群　曹筱佩　史　楠）

5. 糖尿病治疗的"五驾马车"是什么

糖尿病治疗的"五驾马车"是指饮食控制、运动、药物治疗、血糖监测和健康教育这五个方面，对于治疗糖尿病非常重要，缺一不可。

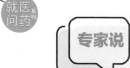

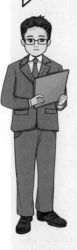

专家说

关键词

饮食控制 运动 药物治疗 血糖监测

饮食控制　通过合理的饮食计划，合理控制碳水化合物的摄入，平衡蛋白质和脂肪的比例，有助于控制血糖水平。

运动　规律的运动对于提高胰岛素敏感性、帮助血糖管理至关重要。适度的有氧运动，如快走、慢跑、游泳，可以帮助降低血糖水平。

药物治疗　医生可以通过药物来帮助患者控制血糖，药物包括口服药和胰岛素。

血糖监测　定期监测血糖水平，尤其是在餐前和餐后，有助于及时调整治疗方案。血糖监测可以提供重要的信息，帮助医生和患者共同制订合适的血糖管理计划，及时调整治疗方案。

健康教育　通过健康教育可以让患者了解糖尿病的自我管理技能，包括如何正确使用药物、理解饮食和运动的原则，以及应对潜在的糖尿病并发症等。

糖尿病患者的自我管理能力与病情控制效果密切相关。通过不断学习和实践，患者可以逐步掌握自我管理技能，提高疾病控制效果，减少并发症的发生，改善生活质量。

健
康
加
油
站

建议患者与医生紧密合作，以获得全面的治疗和支持。保持积极的生活态度，定期进行血糖、血压和血脂等指标的检查，以及定期进行眼、足等检查，以早期发现并处理可能的并发症。

（陆雷群　曹筱佩　史　楠）

关键词

糖尿病　低血糖

6. 糖尿病患者为什么会出现**低血糖**症状

糖尿病患者发生低血糖是一种常见的临床现象，主要是由于胰岛素、降糖药使用不当或饮食不规律等原因引起。当血糖水平低于正常范围时，患者可能出现一系列症状，如出汗、心慌、手抖、头晕、乏力，严重时可能导致昏迷甚至死亡。

糖尿病患者发生低血糖的原因主要与以下几个方面有关。

药物治疗　使用胰岛素或口服降糖药是控制糖尿病的常见方式。然而，如果药物剂量过高或患者未按时进餐，就可能导致血糖过低。

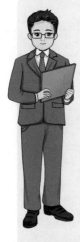

不规律饮食 饮食不规律，尤其是长时间空腹或进食过少，会导致体内血糖供应不足，增加低血糖的风险。

过度运动 可能导致体内糖分消耗过快，使血糖水平降低。

酒精摄入 饮酒时，肝脏会优先代谢酒精，而不是释放葡萄糖，这可能导致低血糖。

患有其他疾病 如肾功能不全或肝病，可能影响血糖水平，增加低血糖的风险。

建议糖尿病患者随身带些含糖食品以应对突发的低血糖情况。糖果、巧克力或含糖饮料等可以快速升高血糖水平，有助于迅速缓解低血糖症状。

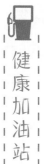

健康加油站

糖尿病患者应遵循医生的建议，合理使用胰岛素和降糖药，避免用药过量或不足。定时、定量进餐，避免饮食不规律或过度控制饮食导致低血糖。定期监测血糖水平，了解自身血糖状况，及时调整治疗方案。适度运动，科学运动。

糖尿病患者应学习和了解低血糖的症状及应对方法，提高自我管理能力。在外出、旅游或进行户外活动时，携带必要的糖分补充品和医疗急救包，以备不时之需。

（陆雷群　曹筱佩　史　楠）

7. 糖尿病患者
越瘦越健康吗

关键词

糖尿病　体重　减肥

"糖尿病患者越瘦越健康"这个观点是错误的。虽然体重管理对于糖尿病患者的血糖控制非常重要，但并不是越瘦越好。事实上，过低的体重可能导致营养不良、免疫力下降、骨质疏松等健康问题，对糖尿病患者的健康不利。

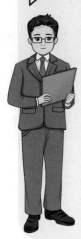

专家说

对于那些体重超标的糖尿病患者，减轻体重可以降低脂肪细胞产生的炎症和胰岛素抵抗，从而有助于改善血糖控制，此外，减肥还可以减少脂肪堆积对身体的压力，改善代谢功能，进一步降低糖尿病的风险。然而，过度减肥也可能对糖尿病患者产生不利影响，体重过轻可能导致身体无法获得足够的营养和能量，进而影响身体的正常生理功能，体重过轻的人群更容易出现营养不良、免疫力下降等问题，增加感染和其他疾病的风险。因此，对于糖尿病患者来说，保持适宜的体重是更为理想的。

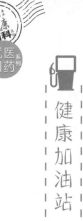
合理饮食　糖尿病患者应该遵循低糖、低脂、高膳食纤维的饮食原则，尽量少吃高热量、高脂肪和高糖分的食物。同时，要保证摄入足够的蛋白质、维生素和矿物质等营养素。

规律运动　适度运动可以帮助糖尿病患者控制体重、改善代谢功能、增强免疫力。建议每周进行至少150分钟的有氧运动，如快走、骑车或游泳等。

保持良好的生活习惯　戒烟、限酒、保证充足的睡眠和减少精神压力等良好的生活习惯都有助于控制体重和糖尿病病情。

定期检查　糖尿病患者应该定期体检，监测体重、血糖、血脂等指标，及时发现并处理潜在的健康问题。

（陆雷群　曹筱佩　史　楠）

8. 中青年男性患**糖尿病**会影响**"性"福**吗

中青年男性患糖尿病确实可能影响"性"福，但只要积极应对、科学治疗并保持良好的心态和生活方式，就能有效减轻这种影响，提高生活质量。

首先，由于糖尿病可以引发神经病变，导致感觉和运动功能障碍，影响勃起功能，使得中青年男性难以获得或维持足够的勃起来进行性行为。其次，糖尿病可以引起血管病变，影响血液循环，血管病变可导致阴茎血流不足，影响勃起功能。最后，糖尿病还可能引起心理问题，如焦虑、抑郁，这些心理问题可能对中青年男性的性功能产生不利影响。

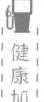
健康加油站

将血糖控制在合理范围内可以帮助减少并发症的发生和发展，如果担心自己的性功能受到影响，建议及时就医，寻求医生的帮助。医生可以根据患者的具体情况，提供个性化的治疗方案，帮助改善性功能问题。

（陆雷群　曹筱佩　史　楠）

9. 高血糖是如何伤心损肾的

高血糖，即血液中的葡萄糖含量超过正常范围，不仅是一个独立的健康问题，更是导致多种慢性病的重要诱因。其中，高血糖对心脏和肾脏的损害尤为严重。

关键词

糖尿病　性功能

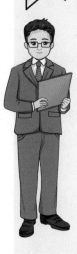

糖尿病 心血管损伤 肾脏损伤

专家说

伤心

长期的高血糖状态会导致血管内皮细胞损伤，形成动脉硬化斑块，进而引发冠心病、心肌梗死等心血管疾病。高血糖还会使血液黏稠度增加，血流速度减慢，增加血栓形成的风险。高血糖会干扰心脏的正常电生理活动，导致心律失常，严重时可能引发猝死。高血糖还会增加心脏负荷，使心脏过度劳累，导致心力衰竭。

损肾

高血糖是糖尿病肾病的主要原因。高血糖会使肾小球内压增高，导致肾小球滤过功能受损，出现蛋白尿。随着病情的进展，可能出现肾功能不全，甚至尿毒症。高血糖还可能导致肾小管损伤，降低其对废物的处理和水分调节能力，这可能导致尿液中出现糖分、蛋白质和电解质失衡。此外，高血糖和高血压会相互促进，增加对肾脏的损害。长期高血糖可能导致肾小动脉硬化，影响血液供应，这也是一个肾功能受损的重要机制。

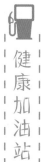

健康加油站

对于糖尿病患者来说，有效控制血糖水平、管理血压、定期监测重要指标以及采取健康的生活方式可以帮助预防或减缓糖尿病并发症的进展。对于糖尿病患者来说，将血糖控制在合理范围内是非常重要的。可以减少心脏病和肾脏病的风险，还可以改善生活质量，延长寿命。同时，应定期进行心脏和肾脏检查。

（陆雷群　曹筱佩　史　楠）

10. 糖尿病会引发**肿瘤**吗

糖尿病和肿瘤之间存在复杂的关系，而这种关系受到多种因素的影响，包括生活方式、遗传因素以及共同的生物学和代谢途径。

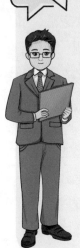

一些研究指出，糖尿病可能增加患胰腺癌、结直肠癌、乳腺癌和肝癌等肿瘤的风险。然而，对于肺癌、胃癌和食管癌等其他类型的肿瘤，糖尿病的影响并不明显。糖尿病是如何增加患肿瘤的风险的？一种可能的机制是高血糖引起的氧化应激反应。这种反应会导致细胞损伤和炎症，进而促进肿瘤的发生和发展。此外，糖尿病患者的免疫系统可能受到一定程度的抑制，使得身体更容易受到肿瘤细胞的攻击。遗传因素也可能在糖尿病和肿瘤的关系中发挥一定作用。家族史可能增加患糖尿病和某些肿瘤的风险。

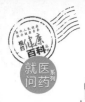

通过合理饮食、规律运动戒烟限酒和药物治疗，糖尿病患者可以有效地控制血糖水平。同时，糖尿病患者应该关注自己的健康状况，及时发现并处理任何异常症状。如果出现持续的体重下降、食欲不振、疲劳等症状，应及时就医，以排除潜在的肿瘤风险。

（陆雷群　曹筱佩　史　楠）

11. 糖尿病足是脚气吗

糖尿病足和脚气（这里特指足癣，并非维生素 B_1 缺乏病，即"脚气病"）是两种不同的疾病，尽管它们都涉及脚部问题，但它们的成因、症状和治疗方法有很大区别。

糖尿病足　糖尿病足是指由于糖尿病引起的神经病变（神经病理）和血管病变（血管病理）而导致的足部问题。糖尿病足是由于糖尿病患者长期高血糖状态，对血管和神经造成损伤，导致足部供血不足、感觉异常。在合并神经病变和感染的情况下，糖尿病患者可能出现足部溃疡、坏疽等。

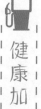

脚气　是一种由真菌感染引起的皮肤病，常会在足部出现瘙痒、水疱、脱屑等症状。脚气并不一定与糖尿病有关，任何人都可能感染脚气。治疗脚气主要需要使用抗真菌药，如乳膏或浸泡药物，同时保持足部干燥和清洁也是很重要的。这种感染通常通过接触带有真菌的湿润表面，如公共浴室、更衣室等而传播。

健康加油站

糖尿病足的预防主要是通过控制血糖和保持足部卫生，糖尿病患者应定期检查足部，保持足部清洁、干燥，避免创伤和感染。对于脚气（足癣），应保持足部干燥和清洁，避免使用公共浴巾、拖鞋等可能引起感染的物品。

（陆雷群　曹筱佩　史　楠）

二

甲状腺疾病

12. 体检发现
甲状腺**弥漫性肿大**
是怎么回事

　　体检被告知甲状腺存在弥漫性肿大时，往往会引起我们的关注和担忧。甲状腺这个位于颈部前方、形似蝴蝶的腺体，虽然小巧，但在我们身体的代谢和生长过程中扮演着重要的角色。那么，甲状腺弥漫性肿大，究竟是什么原因导致的？

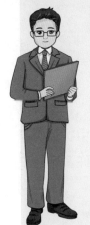

　　甲状腺弥漫性肿大是指甲状腺一侧或两侧肿大，且没有明显的结节或边界，可能由多种原因引起，其中一些主要原因如下。

　　甲状腺炎　是甲状腺组织的炎症，可能由感染、自身免疫反应或其他原因引起，可能导致甲状腺弥漫性肿大。

　　甲状腺功能亢进症　是由于甲状腺产生过多甲状腺激素所致。可能导致甲状腺增大，因为过度刺激会促使甲状腺增生。

　　碘缺乏病　碘是甲状腺激素的主要组成部分，碘缺乏可能导致甲状腺功能失调和甲状腺肿大。

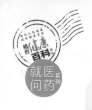

甲状腺肿瘤　有时甲状腺弥漫性肿大可能是由于甲状腺良性或恶性肿瘤所致。

遗传因素　有些甲状腺弥漫性肿大可能与遗传因素有关。

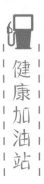

如果发现甲状腺弥漫性肿大，建议尽早就医，由专业医生进行详细评估和诊断，以确定引起甲状腺弥漫性肿大的具体原因，并制订相应的治疗计划。

（陆雷群　曹筱佩　史　楠）

13. 患甲状腺疾病后
需要**忌碘**吗

当甲状腺出现问题时，如甲状腺功能亢进（甲亢）或甲状腺功能减退（甲减）等，就会对患者的日常生活产生很大影响，许多患者和家属都会有一个疑问："甲状腺疾病需要忌碘吗？"

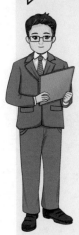

某些甲状腺疾病，碘的摄入可能需要受到限制。具体而言，对于以下情况，通常会建议限制碘的摄入。

甲状腺功能亢进症　在甲状腺功能亢进的情况下，甲状腺过度活跃，产生过多的甲状腺激素；如果再摄入过多的碘，就会进一步刺激甲状腺分泌，从而加重病情。因此，对于甲状腺功能亢进症的患者来说，限制碘的摄入是非常有必要的。他们应该尽量避免食用富含碘的食物，如海带、紫菜、海鱼等海产品，以及使用含碘的调味品，如碘盐。

甲状腺炎　在一些甲状腺炎的情况下，特别是亚急性甲状腺炎，碘的摄入限制可能有助于减轻炎症和不适。

甲状腺癌治疗前后　医生可能建议在甲状腺癌治疗前后限制碘的摄入，以帮助治疗或评估，因此对于甲状腺癌患者来说，需要根据具体情况来确定是否需要忌碘。

对于患有甲状腺功能减退的患者来说，由于体内缺乏甲状腺激素，需要适量增加碘的摄入来合成甲状腺激素。

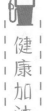

甲状腺功能减退，分泌的甲状腺激素不足，因此患者需要适量的碘来支持甲状腺激素的合成。但这并不意味着患者可以无限制地摄入碘。因为过量的碘同样会对甲状腺造成刺激，导致病情加重。因此，甲状腺功能减退患者在饮食上应该适量摄入碘。

（陆雷群　曹筱佩　史　楠）

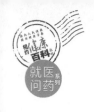

14. 对于**甲状腺结节**，
一定要"格杀勿论"吗

对于中青年男性的甲状腺结节，并不一定需要"格杀勿论"。甲状腺结节在人群中十分常见，绝大多数的甲状腺结节是良性的，恶性者不足5%。

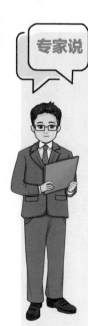

专家说

当发现有甲状腺结节时，首先需要对甲状腺结节进行良恶性鉴别。如果是良性结节，没有分泌功能或气管、食管压迫症状，通常不需要处理。如果高度怀疑或证实为甲状腺癌、巨大甲状腺肿压迫气管等，则需要及时手术治疗。对于没有引起明显症状的良性甲状腺结节，可以在日常生活中加强随访，合理安排碘摄入量，保证饮食清淡、规律作息，减少饮酒，适当地进行有氧运动，增强机体抵抗力。

当发现甲状腺结节时，我们不应过于恐慌，但也不能掉以轻心。通过科学的鉴别、合理的饮食和生活方式的调整、规律的随访和必要的手术治疗，我们可以有效地控制病情的发展，维护甲状腺的健康。

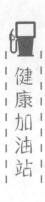

对于甲状腺结节的处理需要综合考虑患者的病史、症状、结节的性质以及其他因素。最终的治疗决策应该由医生和患者共同商讨，并根据个体情况制订最合适的治疗计划。

（陆雷群 曹筱佩 史 楠）

15. 甲状腺功能亢进
为何总是反复发作

中青年男性，作为社会的中坚力量，肩负着家庭、事业等多重责任。然而，甲状腺功能亢进的反复发作却给他们带来了诸多困扰。一方面，甲状腺功能亢进的症状可能影响到他们的工作效率，甚至导致职业能力下降；另一方面，长期的疾病困扰也可能对他们的心理健康造成不良影响，引发焦虑、抑郁等情绪问题。

专家说

中青年男性甲状腺功能亢进反复发作可能与多种因素有关。以下是一些可能导致甲状腺功能亢进反复发作的常见原因。

自身免疫性甲状腺疾病 多数甲状腺功能亢进的

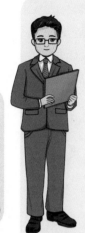

病例是由自身免疫性疾病引起的，即免疫系统攻击自身的甲状腺组织。这种自身免疫性疾病被称为格雷夫斯病。在这种情况下，甲状腺激素的产生受到不适当的刺激，导致周期性甲状腺功能亢进发作。

不规律的药物治疗　药物治疗是常用的控制甲状腺功能亢进的方法之一。如果患者没有按照医生的建议正确使用抗甲状腺药，或者停药不当，可能导致甲状腺功能亢进反复发作。

碘摄入　过多或不足的碘摄入都可能影响甲状腺功能。某些食物、药物或环境中的过多碘摄入可能触发或加重甲状腺功能亢进。同时，碘缺乏也可能导致甲状腺功能亢进。

应激　长期的心理或生理应激，如情绪波动、生活压力，可能对甲状腺功能产生影响，导致甲状腺功能亢进反复发作。

遗传因素　遗传因素也可能在甲状腺功能亢进的发作中发挥作用。如果家族中有人有甲状腺功能亢进病史，个体患病的风险可能增加。

对于已经确诊为甲状腺功能亢进的患者，应积极进行治疗，以控制病情并减少复发的可能性。治疗方法包括药物治疗、放射性碘治疗和手术治疗等；合理安排饮食结构，保证营养均衡，避免过量摄入碘元素。同时，注意避免食用对甲状腺功能有影响的食物。长期的精神紧张和压力可能影响甲状腺功能，因此应尽量避免。

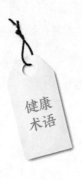

关键词

同位素　甲状腺疾病

格雷夫斯病　又称"毒性弥漫性甲状腺肿"，是一种伴甲状腺激素分泌增多的器官特异性自身免疫性疾病。为多基因遗传病。

（陆雷群　曹筱佩　史　楠）

16. **同位素碘**治疗会影响生育吗

同位素治疗是利用放射性元素或其放射性同位素经过衰变后所发出的射线来治疗患者的对应疾病。同位素碘治疗是一种用于治疗甲状腺功能亢进或在甲状腺癌术后进行辅助治疗的方法，通常使用放射性碘[131]。

在同位素碘治疗过程中，患者需要摄入一定量的放射性碘，人服用碘[131]后，绝大多数被甲状腺组织摄取，邻近唾液腺少量摄取，这些碘会释放出长度不足1mm 的放射线，破坏甲状腺组织细胞，达到治疗甲状腺功能亢进和清除术后残留癌细胞的目的。绝大部分

碘^{131}会在第 1~2 天内通过胃肠道、泌尿道排出体外。这种治疗在一定程度上可能对生育产生影响，但影响的程度因个体差异而不同。同位素碘治疗可能对男性的精子产生一定的影响，导致精子数量和质量下降。

健康加油站

碘^{131}对性腺有一过性的辐射影响，患者在接受治疗前应该与医生充分沟通，了解治疗的风险和注意事项，建议因甲状腺功能亢进接受碘^{131}治疗的男性应在治疗后 4~6 个月内避孕。

（陆雷群　曹筱佩　史　楠）

17. 服用**抗甲状腺药**需要注意什么

服用抗甲状腺药是当今医学界公认的控制甲状腺功能亢进的常见且有效的方法。抗甲状腺药的作用机制是通过抑制甲状腺内的过氧化物酶，从而减少甲状腺激素的合成。

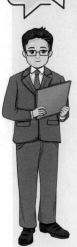

抗甲状腺药的作用机制是直接针对甲状腺功能亢进的病因，从根本上降低了甲状腺激素水平，有效缓解甲状腺功能亢进患者的症状。此外，抗甲状腺药还具有使用方便简单、不良反应相对较少等优点，使得它成为许多患者的首选治疗方案。以下是在服用药物时需要注意的事项。

按照医嘱用药　严格按照医生的建议和处方用药。药物的剂量和使用频率应该遵循医生的指导。除非得到医生的明确指示，否则请不要自行增减药量，也不要自行停药。

定期复查　建议患者定期进行血液检查，监测患者的甲状腺功能，判断药物的效果和不良反应，以便调整药物剂量或治疗计划。

空腹服用　一些抗甲状腺药（如甲巯咪唑）通常建议在空腹状态下服用，最好在早晨起床后 30 分钟至 1 小时内服用，以确保药物的吸收。

注意过敏反应　有些人可能对某些抗甲状腺药过敏。如果出现过敏症状，如皮疹、呼吸急促，请立即告诉医生。

注意不良反应　一些常见的抗甲状腺药不良反应包括皮疹、关节痛、白细胞减少、肝功能异常等。如果出现不适或不良反应，应该及时告知医生。

关键词

抗甲状腺药　空腹　过敏

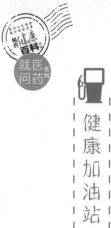

在服用抗甲状腺药前，患者应了解药物的不良反应和使用方法。在治疗过程中，应保持心情舒畅，避免情绪波动，同时注意合理饮食和休息，以促进康复。对于病情较重的甲状腺功能亢进患者，药物治疗可能不是最佳选择，应考虑手术治疗或同位素治疗。在药物治疗期间，应定期进行甲状腺功能检查和血常规检查，以便及时发现和处理不良反应。

（陆雷群　曹筱佩　史　楠）

18. 中青年男性的
甲状腺抗体为什么会升高

甲状腺抗体作为我们身体免疫系统的一部分，扮演着守护甲状腺健康的重要角色。然而，在某些情况下，这些抗体可能异常升高，引发一系列健康问题。那么，中青年男性甲状腺抗体升高的原因到底有哪些呢？

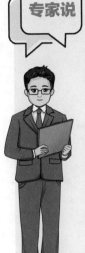

中青年男性甲状腺抗体升高的原因有多种,包括自身免疫性甲状腺疾病（如桥本甲状腺炎）。在这些疾病中，免疫系统会错误地攻击甲状腺组织，导致甲状腺细胞受损，从而释放出大量的甲状腺球蛋白和过氧化物酶。这些物质的释放会刺激免疫系统产生更多的甲状腺抗体，形成恶性循环。

除疾病因素外，还有家族遗传、感染等原因。甲状腺抗体升高不伴随其他症状，一般不需要特殊治疗，但需要定期随访和监测。如果甲状腺抗体升高伴随以下一个或多个症状，建议及时就医并进行治疗。

甲状腺功能异常　如甲状腺功能亢进或减退。

甲状腺结节　如果通过超声检查发现甲状腺结节，需要进一步评估其性质。

甲状腺肿大　颈部可触及明显肿大的甲状腺。

关键词

甲状腺抗体　甲状腺结节

健康加油站

对于甲状腺抗体升高但无明显症状的患者，建议每6~12 个月进行一次甲状腺功能检查和超声检查，以便及时发现和处理任何异常情况。保持健康的生活方式对于预防和管理甲状腺疾病非常重要，建议戒烟限酒、均衡饮食、适量运动、保持良好的心理状态。患者应避免过度摄入碘，过多的碘摄入可能对甲状腺功能产生影响。

（陆雷群　曹筱佩　史　楠）

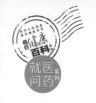

19. 需要**终身补充**
甲状腺素吗

甲状腺素是人体必需的激素，它对身体的生长发育、代谢和免疫功能等方面都有重要作用。如果甲状腺素分泌不足，会导致甲状腺功能减退，需要通过口服甲状腺素进行治疗。

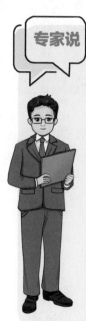

专家说

甲状腺素是否需要终身补充需根据病因而定。有些甲状腺功能减退为暂时性，如创伤、亚急性炎症、部分甲状腺切除，修复后可以恢复正常甲状腺功能。但对于许多人来说，甲状腺功能减退为无法逆转的病因导致，如桥本甲状腺炎、放射性碘131治疗后，甲状腺素则需要终身补充。

对于每个患者，治疗方案都应该根据具体情况而定，医生会监测患者的血清甲状腺激素水平，并根据患者的病史、症状和实验室检查结果进行综合判断，调整甲状腺素的剂量和用法。

对于正在接受甲状腺素补充治疗的患者，定期随访和血液检查是非常重要的，可以确保将甲状腺激素水平保持在适当范围内。在治疗过程中，如果有任何症状变化或甲状腺激素水平异常，患者应及时与医生沟通。

（陆雷群　曹筱佩　史　楠）

20. 中青年男性出现
亚临床甲状腺功能减退
是否需要治疗

亚临床甲状腺功能减退是甲状腺功能减退的一种轻度表现，患者血清促甲状腺激素（TSH）水平升高，但仍在正常范围内。

对于中青年男性亚临床甲状腺功能减退是否需要治疗，目前存在争议。

症状　如果患者有甲状腺功能减退的相关症状，如疲劳、体重增加、抑郁，可以考虑进行治疗。

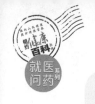

TSH 水平 较高的 TSH 水平可能提示患者对甲状腺激素的需求更为迫切。此外，如果患者有其他健康问题，如心血管疾病、高胆固醇等，治疗亚临床甲状腺功能减退可能对这些健康问题产生积极影响。

健
康
加
油
站

对于中青年男性亚临床甲状腺功能减退患者，治疗方案应根据具体情况进行个体化考量。如果患者有其他相关疾病或危险因素，如高血压、血脂异常、糖尿病，或者家族中有甲状腺疾病史，那么可能需要进行治疗以预防并发症的发生，同时定期随访和监测。如果出现明显的甲状腺功能减退症状或其他相关疾病表现，应及时就医并接受进一步的评估和治疗。

（陆雷群　曹筱佩　史　楠）

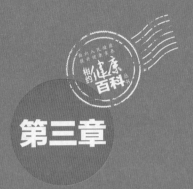

第三章

消化系统疾病

便秘和痔

1. 为什么会**便秘**

便秘是指大便干燥，排便频率少于每周 3 次，或者排便困难，排便时间延长，排便不尽感。便秘的诊断不光是大便干燥、排便频率低，上述排便异常表现当中任意一个或者几个持续超过 6 个月以上就属于慢性便秘。

关键词

专家说

中青年男性便秘的常见原因如下。

饮食习惯不良　常食用精米白面，还有肉类，不常吃水果、蔬菜、粗粮等可能引起便秘。上述食物里所含的膳食纤维，具有缓解便秘的作用。此外，有些人因为节食减肥而减少进食量，进而导致大便量减少，当每个人每天的大便量到了 250~300g 时，才会刺激直肠内壁触发排便反射，进食量少了甚至连喝水都少，那排便量就少了，排便量变少后，便意变得不敏感，就容易引起便秘。

排便习惯的改变　因为种种原因，排便环境不允许，不能及时排便，只能憋着，便意稍纵即逝，可能再来排便的时候就没有感觉了。"憋一下"以后便意不频繁，这是引起便秘的特别重要的原因。

缺少益生菌　人刚出生的时候，体内益生菌较多，但随着时间的推移，益生菌比例会逐渐下降，益生菌比例下降是引起便秘的重要因素。

便秘　排便频率　排便习惯

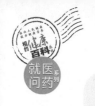

运动习惯不良　如果不运动或运动较少，且久坐，胃肠道的蠕动也会减慢，这与便秘也是有关系的。久坐以后非常容易引起肥胖，肥胖与肠道的坏毛病有一定关系，而且肥胖与糖尿病、结直肠癌都有一定的相关性。

精神因素　经常心情不好、抑郁、焦虑、过度紧张会导致胃肠道功能紊乱，影响消化功能，胃肠动力不足，便便就不容易排出来。

（林国乐）

2. 日常生活中如何避免便秘

当上厕所变成一件痛苦的事情，生活质量所受到的影响可想而知！很多人觉得便秘不是什么大问题，其实，便秘也是一种疾病。

日常生活中应该如何避免便秘

饮食　少吃精加工的食物。精加工的食物不利于排便，多吃一些富含膳食纤维的食物，如谷类、红薯；注意补充新鲜的水果、蔬菜，因为新鲜的果蔬中富含膳食纤维等对肠道蠕动有很大帮助的成分；适当吃肉

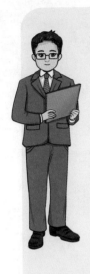

也有一定好处，因为肉中的油脂可以润滑肠道，有利于排便，但是只吃肉不吃菜是绝对不行的。

运动　要坚持每天运动 30~60 分钟，做一些有氧运动，如快走、慢跑、游泳、跳绳等以改善全身血液循环，有效地刺激肠道蠕动，促进排便；适当的运动还有助于提高身体的免疫功能，预防胃肠道疾病，从而预防便秘。另外，建议患者在专业的医生指导下进行提肛运动。提肛运动，顾名思义，就是通过有意识地收缩和放松肛门周围的肌肉来进行锻炼。这一运动过程十分简单，患者只要在站立或行走过程中，轻轻地将肛门往上提收，然后再放松，如此反复进行即可。

饮水　每个成人一天要喝 1 500~2 000mL 水，也就是说如果是一瓶 500mL 的矿泉水，每天至少要喝 3 瓶。饮水后上厕所可以促进运动，进而还能避免久坐。可以准备一个固定容量的杯子，给自己定下喝水的小目标。如一个 500mL 的杯子，就可以定下每天 3 杯水的目标。

排便习惯　排便应速战速决，在 5 分钟之内解决最合适，绝对不能超过 10 分钟。在如厕时读书、看报或者玩手机，会影响排便的通畅性。注意力被转移到其他事物上，再加上排便的姿势久久不改变，长期这样容易引发很多肛肠问题。

心理调节　现在社会竞争非常激烈，大家工作压力都很大，一定要学会放松自己，调节心情，如听音乐、散步。

适当补充益生菌 益生菌是肠道的"好朋友",可以帮助消化,有效缓解便秘。益生菌包括乳酸杆菌、双歧杆菌,可以通过食物补充,也可以通过益生菌制剂补充。

及时就医 如果上述方法都不能缓解便秘,那么请立即到医院就诊。千万不要自己随便吃药,要知道治疗便秘的药也有不良反应。

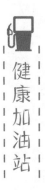

有利于肠道健康的食材

粗粮 燕麦、玉米、红薯,这三种食材可以代替米饭、面条。

蔬菜 西蓝花所含膳食纤维较高,还有木耳、菜花、芹菜、韭菜、菠菜、白菜等。

水果 火龙果、猕猴桃、苹果、橘子、梨、桃子。

早上可以吃一个苹果,苹果中含有果胶和膳食纤维,可有效通便;晚上餐后或者睡前可以吃一个橙子,橙子中富含维生素 C,还有膳食纤维和果胶,也可以有效通便。

另外,在春天可以选择春笋,特别是笋干。此外,山楂(也叫红果)以及蘑菇,所含的膳食纤维也非常丰富。

（林国乐）

3. 中青年男性**便秘**了应该怎么办

俗话说："十个便秘九个疯，还有一个想腾空"。"便秘不是大毛病，解不出来真要命"。便秘已经成为很多人难以启齿的困扰，如不加重视，会影响人们的生活质量。

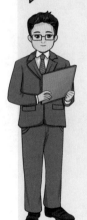

如果是轻度便秘，可以通过调整饮食以及排便习惯等进行自我调理。

中度便秘可以在医生的指导下使用通便药物，医生会根据患者的具体情况选用不良反应小、作用好的药物。

重度便秘时，可能需要采取手术治疗，甚至需要切除部分肠子。因为手术有适应证，因此并不是便秘就一定会手术。此时，如果医生评估便秘情况已达到手术要求，则需要进行手术治疗。

便秘时吃泻剂有"三日定律"，因为排便与结肠有关系，而结肠分为升结肠、横结肠、降结肠、乙状结肠和直肠。所以我们每天排便排出来的是人体左侧 1/3 肠道内的排泄物，按照规律，第二天左半边的肠道又充满了，所以 1~2 天排便一次或者每天排便 1 次或 2 次都是正常的。在服用泻剂后，会把整个肠道排空，这时就需要大概三天的时间使肠道重新充盈。所以在服用泻剂后两天排便不太好，也是正常的。

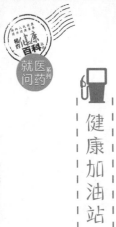

常用的治疗便秘的药物

高渗性泻剂 通过渗透压的变化把水分吸收到肠道里，最具代表性的是乳果糖和聚乙二醇电解质散。

刺激性泻剂 如蓖麻油这类可刺激肠道促进排便的泻剂，但是不能长期使用，长期使用易形成依赖，而且容易导致结肠黑变病。

润滑型泻剂 含有液状石蜡油或者凡士林油的泻剂，可以起到润滑的作用，但因为含有矿物质，会对身体造成一定伤害，也不建议长期使用。

促胃肠动力药 很多人便秘是由于肠道传输功能比较弱，这时可在医生的指导下使用促胃肠动力药。

（林国乐）

4. 便秘可以用**开塞露**吗

便秘救急时是可以用开塞露的。比如出差或者旅行时水土不服导致便秘，可以使用一次，但千万不要长期使用。经常使用开塞露会使肠道形成一定依赖性，一旦离开开塞露，就不能顺利排便，这种顽固性便秘非常难治疗。

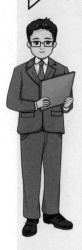

开塞露的有效成分是甘油，甘油作为一种高渗液体，在进入人体的直肠黏膜后，其独特的作用机制开始发挥作用。由于其高渗性质，甘油能迅速吸收直肠黏膜周围的水分，使其迅速转移到肠腔内，形成高渗环境。这种高渗环境对肠道产生了强烈的刺激，进而引发肠道蠕动，促进排便。

尽管开塞露能迅速有效地解决排便困难的问题，但我们必须认识到，排便是一个复杂且重要的生理过程，需要众多神经和肌肉的高度配合与协调。排便的节律和神经条件反射是人体在长期进化过程中形成的精妙机制，它们确保了排便的顺畅和高效。当我们过度依赖外源性强刺激（如开塞露）来刺激排便时，这种机制可能受到干扰。长此以往，排便的节律和神经条件反射可能被打乱，导致排便功能逐渐减弱，甚至可能引发更严重的肠道问题。因此，虽然开塞露在特定情况下是一种有效的便秘解决方案，但不应将其作为长期的依赖。

关键词

便秘 开塞露

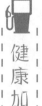
健康加油站

长期使用开塞露产生依赖怎么办

建议前往正规医院的消化内科，大部分医院设有专注于治疗便秘的胃肠动力中心。医生将会为患者进行一系列适当的检查，以评估肠道健康状况。长期的药物使用可能导致结肠黑变病。医生将根据便秘的严

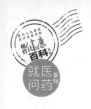

重程度，判断其属于轻度、中度还是重度。此外，还会通过肠镜检查，以排除肠道的器质性病变。最后，根据患者的具体病情，医生将制订个性化的治疗方案，可能包括食疗、药物治疗或其他生物反馈治疗，以确保针对患者的具体情况进行精准治疗。

（林国乐）

5. 每天都排便也可能是**便秘**吗

正常的排便不只有频率的要求，还有质和量的要求。因此，即使每天排便，也有可能是便秘。

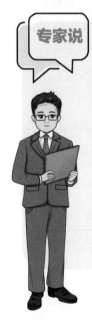

专家说

人的大便应该是成型且不干燥的，也应该非常容易被排出。正常情况下，没有排不尽感，最健康的是软的"香蕉便"。排便不爽，觉得没有排干净，排便时间很长等，都属于便秘的范畴。大便干只是一种表现，大便的频率、便后感觉也很重要，便后应该有种清爽的感觉，且不再有便意。便后还有便意，要么就是便秘，要么就是肛肠里有问题，如炎症、息肉甚至肿瘤。

从量上来讲，每天排便应该有足够的量，仅有一点儿大便是不行的，这相当于没有排完，因此即使是一天排一次大便，也不能掉以轻心。

（林国乐）

关键词

痔 便血 肛周瘙痒

6. 什么是**痔**

痔是最常见的肛肠疾病，痔主要是由于肛门和直肠处的静脉压力升高，导致静脉肿大和静脉壁变薄，形成血管球并向外突出。得了痔会有什么症状呢？

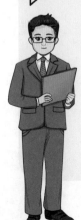

专家说

便血　痔刚开始的时候可能会有出血。

脱垂　痔慢慢变成混合痔，出血越来越轻，而脱垂可能越来越重。

疼痛　痔脱出后发生嵌顿，可能引发疼痛不适。

瘙痒　医学上叫瘙痒症，可能是最让人头痛的情况，让人坐立不安，而且影响睡眠。

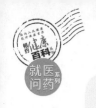

为什么我们非常容易得痔？从进化论来说，人类刚开始是爬行的，后来直立行走时，在重力的作用下，肛门垫下移、增厚、大便易干燥、排便会出血，出血后血管球会突出，形成痔。

中青年男性出现痔的常见原因是饮酒。所有的酒精类制剂，包括红酒、白酒、啤酒，对痔都有刺激作用。就算不得已喝酒，也不要醉酒，有些人喝醉后痔脱出没有及时塞回去，结果发生急性嵌顿，可能需要急诊手术。

（林国乐）

7. 哪些中青年男性容易得痔

痔，这一常见的肛肠疾病，其发病率之高令人咋舌。那么，究竟哪些中青年男性更容易受到痔的困扰呢？

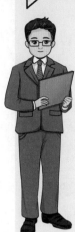

关键词

痔 易患人群

特殊工作 因工作需要，做增加腹压动作的人群。如男高音，歌剧演员，大号演奏者。只要腹压增加，就容易得痔。

久坐人群 因工作需要久坐的，特别是司机、白领，是痔的高发人群。

不恰当的运动 如登山、举重。压力一增加，痔就容易出现。

便秘人群 便秘和痔是"难兄难弟"。痔可以引起便秘，便秘以后也可诱发痔。

不注意卫生的人 保持便后清洁、干燥很重要。提倡便后要清洗一下，再用柔软的纸或者毛巾擦一擦，坐浴可以预防痔。

喜辣及饮酒的人 尤其是饮酒。逢年过节，往往是痔的高发时段。喝酒是诱发痔的一个非常重要的因素，红酒、白酒、啤酒以及其他含酒精的饮品，对痔都具有刺激作用。轻者便血、眩晕、肛门疼痛；重者可能导致肛内肿物脱出、痔急性嵌顿、坏死等严重后果。

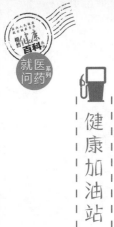

对于经常应酬，酒局多的中青年男性，
得了痔要注意什么

避免饮酒 尽量避免一些无用的酒局，这样也就避免了饮酒对痔带来的不良影响。躲不开的应酬、酒局，尽量少喝酒，不要一看到酒就把所有注意事项抛之脑后，要时刻提醒自己，注意不要醉酒。避免痔急性嵌顿、坏死等严重后果。

均衡饮食 饭桌上多吃菜、少喝酒，不得已去应酬也要注意饮食均衡，心里要时刻有根弦，知道自己有痔，尽量挑选少油、少糖的健康食品食用，如蔬菜、水果、鱼类。肥甘厚味的高油高盐食物除了会让你长胖，也容易导致便秘，从而诱发痔。

避免久坐 可以通过站起来夹菜、上厕所等方式有意识地变换姿势。

科学运动 大餐之后要通过适当运动来消耗多余的热量。肥胖本身也是痔的高危因素，通过运动来科学减重，有利于痔的缓解。平时也要养成运动习惯，有氧运动、抗阻运动结合，在酒局之外尽量过正常、健康的生活。运动要适度，以免运动过度导致疲劳，诱发痔。

注意"菊部"清洁 便后及时清洗，坐浴是个不错的方法。可以尝试用水冲洗，之后用柔软的纸巾擦干。

（林国乐）

8. 痔分为哪几类

"菊部"一向是人体中吃苦耐劳、从无怨言的隐秘部位，可当它突然有了异样，不仅让人惊恐和尴尬，还常常苦不堪言，时间久了，往往会造成严重后果。

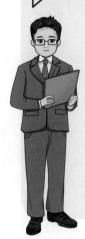

专家说

痔可以分为哪几类呢？痔最重要的就是三种，内痔、外痔和混合痔。

内痔　发生在齿状线以上的直肠黏膜，内痔是痔上静脉迂曲引起的。

外痔　发生在齿状线以下，是痔下静脉迂曲引起的。

混合痔　是痔上静脉和痔下静脉融会贯通以后，痔跨越了齿状线。

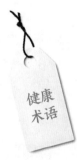

健康术语

齿状线　肛管和直肠黏膜之间有一道线，被称为齿状线，齿状线是肛管和直肠黏膜的界线。

（林国乐）

内痔　外痔　混合痔

9. 痔反复发作应该如何治疗

关键词

痔　保守治疗　手术治疗

得了痔是一种什么样的体验？那种"菊花残，满地伤"的感觉，想必只有经历过的人才懂。痔反复发作想必更是苦不堪言。

专家说

　　痔的治疗原则是以预防为主，保守治疗为先，在万不得已时选用手术治疗。选用何种治疗手段与痔的进展程度相关。以内痔为例，根据严重程度可分为四度。

　　一度　比如说你头一天吃了辣椒，喝了酒以后，肛门不舒服，有点儿疼痛，有点儿出血，或者有一点儿瘙痒，但是痔还没有脱垂出来。

　　二度　有便血、有点儿难受，大便时痔会脱出来一些，但是便后，一提裤子它就回去了。

　　三度　有些症状，大便时也会脱出来，但是不能自行收回，需要患者用手辅助塞回。

　　四度　就像一朵花一样开在外面，即便是患者用手辅助也无法塞回。

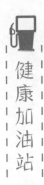

没有症状的痔不需要治疗，有症状的不需要根治，治疗时以保守治疗为主，不得已的时候采用手术治疗。如果保守治疗无效，如三度、四度内痔脱出，自己用手不能塞回，甚至干脆翻在外边，走路的时候就会脱出来，或者二度严重出血的痔，才考虑手术治疗。

（林国乐）

10. 痔有哪些**保守治疗**方法

痔，作为肛肠科常见疾病，一直困扰着许多人。在治疗痔时，保守治疗方法通常被优先考虑，它们不仅安全有效，而且能够减少患者的痛苦和恢复时间。

痔的常规保守治疗方法有以下几种。

坐浴　一般采用高锰酸钾热水坐浴。一是热水可以促进局部血液循环。坐浴所用水温在 40℃ 左右。用手去感受时稍微有点儿烫，但不会烫伤。二是局部的清洁和消毒。如果痔发作或继发肛周疾病，如肛周脓肿、肛瘘、肛裂，坐浴时可适当加一点儿高锰酸钾，建议浓度为 1∶5 000 到 1∶3 000。高锰酸钾加

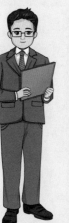

入后，水会变成紫色，其溶液有局部消炎作用。当患者感到肛门局部不舒服时，或者常有红肿、疼痛、肛瘘、肛裂等肛肠疾病时，可采取高锰酸钾坐浴，浓度同上。市面上所售的高锰酸钾外用片规格通常为0.1g，应加热水300~500mL，搅拌为均匀的紫色液体，整个臀部置于水中，让水漫过会阴部。每天坐浴两次左右，每次坐浴时间不能太长，5~10分钟即可。

通便 痔和便秘是一对"难兄难弟"，痔形成的一个原因就是大便干燥，使得排便不通畅，排便时就会更用力，肛门附近的静脉被挤在一起，时间一长就形成了静脉团，逐渐突出于皮肤，形成痔。痔可能加重便秘，因为痔变大后会影响肛管的通畅性，造成大便不容易被排出，从而导致便秘。再加上外痔有不同程度的疼痛，患者不敢用力排便，这样便秘就会越来越严重。保持排便通畅，可以在一定程度上缓解痔。

药物治疗 可选外用痔膏，这类药品通常含有中药成分，如麝香、冰片，有消肿、止血的作用。一般来说，每天2次或3次涂抹在"菊部"即可，尤其是外痔比较明显的地方。建议在晨起便后或晚上睡前涂抹。

另外一种是痔栓，可塞入肛门。如果只是内痔出血且内痔未脱出，诊断明确后可用栓剂。晚上睡前塞入肛门，第二天早上起床排便时栓剂随着大便排出。

除上述两种药型，还可使用口服药，口服药主要是有消肿作用。因痔是痔静脉的迂曲扩张导致的，所以许多口服消肿药是针对痔静脉曲张的，但是应在医生的指导下使用。

高锰酸钾坐浴会不会让臀部皮肤变颜色

不会。只要高锰酸钾的量合理，液体变成紫色就可以了。不一定每次坐浴都加高锰酸钾，只是在有炎症的时候选用高锰酸钾坐浴。另外，如果不方便坐浴，便后也可以用热水清洗。

（林国乐）

11. 三度或者四度**痔**
不进行**手术治疗**有哪些后果

当痔进展到三度或者四度，还不想手术治疗，会有哪些后果呢？

专家说

关于痔的分期程度，不宜自行判断，应交由专业医生进行评估。痔的治疗亦要根据个体情况来制订方案，若医生建议进行手术治疗，请务必遵循其专业意见。

当痔成为日常生活中不可忽视的困扰，在不经意间即出现脱垂，严重到甚至打喷嚏时都会脱出，这对众多长时间坐着工作的患者来说，影响尤为显著。由

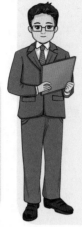

于痔脱垂导致的局部不适，如瘙痒或疼痛，常使患者感到坐立不安。需要特别关注的是痔引起的出血症状。有些患者的出血情况较为严重，每日出血量可达10~20mL，这种持续的出血状况若长期得不到有效控制，将对患者的血红蛋白水平造成显著影响。正常情况下，人体的血红蛋白水平应维持在12g左右；但是痔出血严重的患者，其血红蛋白水平甚至可能降至3~4g，需要引起高度重视。

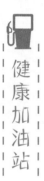

健康加油站

痔切掉就能"万事大吉"了吗

痔并不是切掉就好了，它就像跟屁虫一样，每当患者不注意生活习惯时，即使做个"铁屁股"，也会复发。

做了手术痔就不会复发吗？痔切除术后，也有一定的复发概率。因为我们不可能不吃饭，不解大便。痔和排便习惯、饮食习惯、作息规律息息相关，如吃辣的、喝酒或是久坐、熬夜，都很容易诱发痔，并不是长了痔，把它切掉就不会再复发了。

（林国乐）

12. 痔**手术**会**痛**吗

确实有许多患者在术后向医生反馈，他们在痔手术时所经历的难以言表的疼痛。这种疼痛主要源自肛管这一特殊部位，它不仅是人体的一个重要组成部分，更是一个公认的疼痛敏感区。

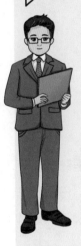

肛管位于人体的肛门和直肠之间，是连接这两个器官的狭窄通道。由于其独特的解剖结构，肛管周围的神经分布异常丰富，使得其成为疼痛敏感区。普通的疼痛在这里会被放大很多倍。肛管周围有三套主要的神经束，它们交织在一起，形成了一个类似纺锤的形状。这种神经结构的密集性使得肛管对疼痛刺激异常敏感。

这种敏感性不仅体现在对疼痛强度的放大上，更体现在疼痛感受的多样性上。由于肛管周围的神经束涉及多种感觉神经纤维，如痛觉纤维、触觉纤维和温度觉纤维，因此当肛管受到刺激时，患者可能同时感受到刺痛、胀痛、灼热感等多种疼痛形式。所以在手术治疗前，患者要有一定的思想准备，毕竟"长痛不如短痛"。

为了减轻患者的痛苦，医生会根据患者的具体情况制订个性化的治疗方案。这些方案可能包括药物治疗、物理治疗、手术治疗等多种手段。通过综合应用这些治疗手段，可以有效地减轻患者痛感，提高生活质量。

（林国乐）

13. 久坐的**上班族**
应该如何预防**痔**

"开工3天痔膏销量翻3倍。"现在不但要防脱发还要防痔，当你还在憧憬诗和远方的时候，痔让你彻底打消了这个念头。白领工作压力大，加班熬夜是家常便饭，再加上久坐久立，交际应酬等，是痔的高危人群，那如何做才能避免痔呢？

健康的如厕习惯 减少如厕时间，许多人上厕所的时候有些坏习惯，觉得这是一个相对独立且放松的时间，拿着手机看视频，或者浏览一些信息，不知不觉半小时甚至一个小时就过去了。这是错误的，上厕所一定要专心，速战速决，尽量不要带手机进入厕所，

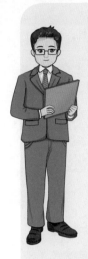

减少如厕时间可以预防痔，每次排便时间在 5~10 分钟即可，尽量不要超过 10 分钟。

过度用力排便是导致痔的重要原因之一。如果太用力，甚至会造成肛裂。如果担心排不出来，过度用力有可能适得其反。因为排便时腹部用力，要配合括约肌的松弛；如果括约肌没有松弛，反而排不出来。用力排便会导致腹压增加，加上便秘，有可能加重或者诱发痔，所以建议排便的时候不要太用力。

学会正确擦屁股　把"使劲儿擦"变成"轻揉"，拿手纸从前往后轻轻擦，用一张柔软的纸慢慢揉，可以把痔核推回。便后讲卫生，如果简单擦一下，肛门或许会留有一些粪汁、残留物，会刺激肛门周围，久而久之会继发感染和痔，应用温热水冲洗肛门及肛周。

养成定时排便的习惯　一般来说有两个特别好的排便时机。第一，早上起床后，早上起来，肠子开始蠕动，积存的粪便引发便意，很容易排出；第二，饭后，因为胃肠蠕动加强，就容易排出粪便。可以根据自己的实际情况，找到适合自己的时间，养成定时排便的好习惯。

健康的饮食习惯　痔的发生与饮食密切相关。特别是吃辣、饮酒，或者不吃蔬菜水果，都是诱发因素。有些人减肥吃的东西很少，进食量非常少、便量少可能也会诱发痔。所以要好好吃三餐，粗细搭配、荤素搭配，多吃水果蔬菜等富含膳食纤维的食物。注意不要吃辛辣、刺激性的食物，不要饮酒。不要口渴了才喝水。喝水少，大便容易干结，造成排便困难。

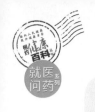

健康的运动习惯　避免不恰当的运动，如举重、爬山，或者长时间骑行。在进行提肛运动时，患者需要注意保持正确的姿势和动作要领，确保身体放松，避免过度用力。在提肛的过程中，要尽量将肛门往上提收，并保持一段时间。在放松的过程中，要逐渐放松肛门周围的肌肉，避免突然放松导致的损伤。除了以上基本要点外，患者还可以根据自己的实际情况和医生的建议适当调整提肛运动的频率和强度。

避免久坐　久坐会对"菊部"造成连续的高强度压迫。肛门周围受压，血液循环受阻，容易诱发便秘。日常生活中很多人工作起来专心致志，忘了时间，这时可以定好闹钟，提醒自己起来活动，避免久坐。

避免熬夜　熬夜对于痔和便秘，都是一个非常不好的因素。

保持"菊部"清洁　洗屁股和洗脸同样重要。之所以称肛部为"菊部"，就因为那里褶子特别多，所以会藏污纳垢、滋生细菌，这对肛门健康是没有好处的，所以定期洗屁股有益于预防痔。如果条件允许，家里可以装一个带冲水功能的智能马桶，排便前冲水可以刺激排便，排便后冲水可以将"菊部"清洗得更干净，之后烘干或用柔软的毛巾、纸巾擦拭。

正确的坐姿　需要长时间坐在办公椅上工作时，应保持坐姿端正，双脚平放地面，避免交叉腿，可以减轻肛门压力。还可以选择一个舒适的椅子，使用坐垫可有效缓解盆腔压力，保护肛门健康。因为相对软的坐垫，避免了对"菊部"直接的刺激。注意下身的保暖，促进血液循环，是预防痔的另一个好办法。

（林国乐）

14. 为什么
大便上的**血液颜色**不一样

便血大致分三种，即鲜血便、黏液脓血便和黑便。三种便血分别意味着身体出现了哪些问题呢？

关键词

鲜血便　黏液脓血便　黑便　肠癌

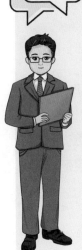

鲜血便　便后可见手纸上有鲜血，呈鲜红色；或大便时滴血。大便以后发现便便上有很多鲜血，我们叫"滴血菊花"；或是喷射状出血，一解大便，满池子都是鲜红的血。因为正常的静脉有静脉瓣，但人体痔的痔静脉恰恰就没有静脉瓣，所以这个出血有时候非常厉害，为喷射状出血。鲜血便最常见的是痔、肛裂这种常见的肛肠疾病，但是也不能排除肠癌。

黏液脓血便　粪便中混有脓或脓样黏液、血液的大便，大便黄白相间，为稀状或长条状，严重时为脓液鼻涕状。黏液脓血便一般说明肠道有炎症，如慢性肠炎或者一些特殊的肠炎，像溃疡性结肠炎、克罗恩病，应该去消化科做进一步的检查、治疗。

黑便　大便呈现黑色样改变。如果是典型的黑便，就像马路上的柏油一样。黑便有可能和饮食、药物有关。如食用了动物血、肝脏和较多的肉类或服用铁剂、碳剂后，大便颜色可发黑。排除饮食、药物等

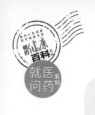

原因后，黑便的出现说明消化道有出血。从口腔到肛门，只要有三五毫升的血，查大便潜血就能查出来。如果是黑便，说明上消化道出血，经过消化道的氧化作用，血液变成黑色。

注意，这几种便血都有可能是肠癌，是身体给我们亮出了一个黄牌警告，说明身体有危险了。所以一定要重视便血，千万别以为便血就是痔，其实在临床上很多人将便血当成痔而延误了直肠癌的治疗。作为专业的结直肠外科医生，可以告诉大家，直肠癌最常见的症状就是便血。

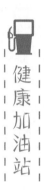

健康加油站

便血后，我们应高度重视，去医院做直肠指检、便潜血试验或肠镜，可以及时发现问题，早日治疗，大大提高疾病的治愈率。

另外，大家不要试图自己鉴别什么是直肠癌，什么是痔。所有的便血，都不是典型的，有些少量便血可能是直肠癌，而便血特别多的反而可能是痔。

（林国乐）

15. 为什么会出现

肛周瘙痒

当皮肤出现了一些问题，如长湿疹或其他的传染性疾病，会出现肛周瘙痒症状。如果排除了传染性疾病，那最常见的还是痔。痔最重要的症状就是瘙痒。因为长了痔以后，肛门可能就不会特别紧，有些分泌物从肛门排出到外面，渗透到肛周，对肛周是一个非常大的刺激。长年累月下来，好多患者肛门周围就会起一些湿疹，造成瘙痒。

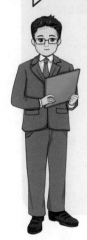

其实从本质上来讲，瘙痒是一种轻度的疼痛，所以是很难受的，让人坐立不安。所以针对这种瘙痒症，既要治标，也要治本，可以用一些外用药对症治疗瘙痒。但是从根本上讲，应该注意以下内容。

饮食习惯 少吃辛辣食物，不喝酒。

积极治疗 对于痔，可先选择保守治疗，如用痔膏、痔栓来治疗，便后要清洗，可以采用坐浴，这样痔好了，瘙痒症也会慢慢好起来。

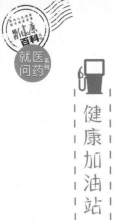

健康加油站

肛门有虫爬一样的感觉是怎么回事

虫爬一样的感觉是肛门异物感的一种。肛门经常有虫子爬的感觉，有可能是有寄生虫感染，特别是蛲虫。在夜深人静的时候，人的肛门周围出现虫爬一样的感觉，也可能与一些肛肠疾病有关，如痔、肛裂、肛周脓肿、肛乳头肥大、肛窦炎。

肛门周围的湿疹也会引起瘙痒或者虫爬感。如果经常出现肛门虫爬一样的感觉，可以采取以下措施。

1. 去肛肠科检查。

2. 去感染内科做粪便的寄生虫卵检测。

3. 去肛肠专科做专门的检查，排除肛周疾病。

（林国乐）

二

结直肠癌

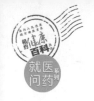

16. 为什么会得**结直肠癌**

结直肠癌，作为一种在全球范围内发病率和死亡率均较高的恶性肿瘤，其背后的原因复杂多样。

专家说

遗传因素　如果有结肠癌家族史，那么患结直肠癌的概率是无家族史人群的 4 倍以上。另外有一些家族性腺瘤性息肉病等，都会发生癌变，得结直肠癌的概率就稍微高一些。

高脂肪、高蛋白饮食　结直肠癌与食用高动物脂肪、高蛋白饮食有一定关系，特别是红肉、加工肉与结直肠癌发生密切相关。红肉的摄入增多与结直肠癌的发病风险呈正相关，如牛肉、羊肉、猪肉。红肉可以吃，但不能过多摄入。此外，结直肠癌的发病风险与白肉食用量呈负相关，如鱼肉、鸡肉。

致癌的化学物质　美国癌症研究所指出，在高温下烹饪肉类，如烧烤，可以产生两类致癌物质——杂环胺和多环芳烃。实验室研究显示，这些物质可以改变 DNA，从而增加患癌症的风险。腌制的食物可能含有亚硝酸盐，它进入人体之后会和体内某些胺类物质产生化学作用，形成亚硝胺，而亚硝胺就是能够让人患上癌症的物质。此外吸烟、饮酒也是结直肠癌的高危因素。

肠道慢性炎症　患溃疡性结肠炎，因为炎症反复发作，机体反复进行自我修复，也很容易引发结直肠癌。

高发地区　经济发达地区，结直肠癌的发生率是非常高的，特别是珠江三角洲、长江三角洲。在结直肠癌高发地区，超过45岁就是高危人群，应定期检查。

有其他健康问题　如有慢性腹泻、慢性便秘超过半年，也算是结直肠癌的高危人群。还有胆囊或阑尾切除术后人群。这是由于切除胆囊后，胆汁直接排到肠腔，对肠道的刺激，再加上肠道内细菌对胆汁分解产生的致癌物也会造成一定的结直肠癌发病风险。部分阑尾发炎，是肠道里有肿瘤阻塞所致，会出现腹部症状，如腹痛、便血、不明原因的体重下降、不明原因的贫血，也有可能是结直肠癌的高危人群。

健康加油站

不吃红肉就不会得结直肠癌吗

不是。所有的饮食都要重视均衡营养，荤素搭配。红肉中含有一种特别重要的元素——铁，对缺铁性贫血的人，可以适当食用一些猪肉、牛肉、羊肉推荐每周红肉摄入量不要超过 500g。

（林国乐）

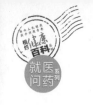

17. 中青年男性
患**结直肠癌**常见吗

2020 年，对中国的常见新发癌症的统计显示，新发的癌症当中，肠癌已经占到了第二位，占所有癌症的 12.2%。

专家说

可见我国肠癌的增长速度非常快。

统计显示，2015 年肠癌的新发病例数每年只有 38.8 万。5 年后，新发的病例数已经达到了 55.5 万，上升了 43%。更可怕的是，这个数据正以每年 7.4% 的速度攀升。

肠癌不是老年人的专利。在中国，肠癌的年轻化趋势非常明显。中青年男性是社会的中流砥柱，如果在 50 岁得了肠癌，对一个家庭来说是非常痛苦的，对一个社会来讲也是沉重的负担。

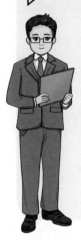

健康加油站

在当前的医疗实践中，有多种年龄层次的结直肠癌患者，包括二三十岁以及更为年轻的患者。这一现象明确表明，结直肠癌并非仅限于老年人群。因此，当中青年男性出现便血、腹痛等消化道症状时，必须对结肠癌的可能性保持高度的警觉和重视。

（林国乐）

18. 中青年男性
如何**筛查**结直肠癌

结直肠癌有 80%~90% 是从小小的结肠息肉变化而来。进一步的基因突变也好，慢慢累积也好，从息肉变成癌症需要 5~15 年，平均 10 年，这期间患者会有充足的时间可以发现或避免结直肠癌的发生。

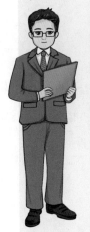

想要避免结直肠癌，除了要远离高危因素，养成良好的生活习惯、饮食习惯外，最重要的就是定期体检，及时筛查，尤其是有结直肠癌家族史的人群，更要引起重视。

直肠指检　直肠癌中 70%~80% 发生在距肛门 7~8cm 以内的位置，人的手指刚好 7~8cm，所以通过指检基本上能发现绝大部分的直肠癌。

大便潜血试验　有些直肠癌病灶很小，便血肉眼不可见，但是会形成大便潜血，这时一个简单的大便潜血试验即可发现问题。

肠镜　因手指长度有限，但大肠有 1.2~1.5m，手指最多能到直肠的中下段。通过肠镜从肠管内检查大肠，发现肿瘤时取活检，就可以明确诊断。如果发现息肉，把息肉切除，还可以预防肠癌。

虽然没有任何症状，但建议 50 岁以上的中男性做一次肠镜检查，如果没有异常，可 5~10 年再去复查。如果有家族史，应缩短肠镜复查时间，有利于预防癌症。如是结直肠癌高危人群，建议在 40 岁时做一次肠镜检查。

（林国乐）

19. 做**直肠指检**时
有哪些注意事项

直肠指检，作为一种常见的医疗检查手段，对于发现早期肠道疾病，尤其是直肠癌等具有重要意义。然而，由于涉及患者的隐私和舒适度，因此在进行这项检查时，有一些重要的注意事项需要患者和医生共同关注。

在接受直肠指检之前，请患者务必保持心态平和，充分放松。理解这一检查的重要性，将有助于患者减少内心的抵触情绪。

在检查前，建议患者排便，并留取部分样本进行

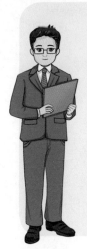

大便潜血试验。同时，为确保检查的顺利进行，请确保肛门周围清洁，以避免不必要的尴尬。在检查过程中，请积极配合医生的指示，根据医生的要求摆好合适的体位，无论是左侧卧位还是膝胸位，都要确保臀部充分暴露。

在检查期间，请尽量保持放松，深呼吸有助于缓解紧张情绪，从而减轻不适感。

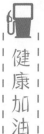

健康加油站

一定要选无痛肠镜吗

无痛肠镜是一种选择，但并非必须。若个体对疼痛有极高的敏感性，可考虑预约无痛肠镜。

普通肠镜具有其独特的优势，在清醒状态下，患者可以即时感知并反馈疼痛，医生可据此调整操作，如在可能的拐弯处减缓速度，并针对发现的问题与患者实时沟通，确定是否需要进一步处理。另外，全身麻醉并不适用于所有人，如高龄患者、心肺功能不佳者或麻醉药物过敏者。

无痛肠镜虽能减轻患者的疼痛，但同样存在一定风险。麻醉状态下，患者无法对疼痛作出反应，可能增加穿孔风险。此外，无痛肠镜需要医生和麻醉师共同协作，相较之下，普通肠镜仅需要医生及其助手即可完成。

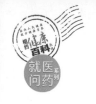

从医疗资源及费用角度来看，无痛肠镜所需要的资源较多，因此价格较高，且预约时间较长，可能需要数月乃至半年。普通肠镜的预约时间相对较短，通常1~2周内即可完成。

总体而言，肠镜检查并非必须选择无痛方式。只要患者配合得当，且医生操作熟练，普通肠镜通常在半小时或十几分钟内即可完成，患者通常能够耐受。当然，若患者极度恐惧疼痛，无痛肠镜亦可作为一种不错的选择。

（林国乐）

20. 哪些情况要怀疑是
结直肠癌

最新的统计数据表明，我国肠癌患者5年生存率只有56.9%。肠癌来临前，身体会不会发出一些小信号给我们提示呢？

肠癌的预后与分期有很大关系，如果是早期（Ⅰ期）发现，可谓"九生一死"，90%的患者可以活过5年；如果是晚期（Ⅳ期），伴有肝、肺等远处转移，就是"九死一生"。

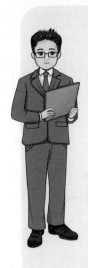

结直肠癌的早期信号 如果是结直肠癌早期，一般来说甚至没有明显的症状，可能出现一些消化道表现，仅感不适、消化不良、大便潜血等。随着病情发展，症状逐渐出现，表现为大便习惯改变、腹痛、便血、腹部包块、肠梗阻等，伴或不伴贫血、发热和消瘦等全身症状。肠癌一旦进入晚期，可出现较明显的症状，但有些症状并非特异，且与癌肿所在部位有关。

左半结肠癌的表现：因离肛门比较近，可能出现大便习惯改变，如大便次数增多，或腹泻和便秘交替，甚至会出现肠梗阻或不全肠梗阻，也就是说排便的时候开始肚子痛，排完便后肚子不痛了。另外站在患者身旁有可能听到明显的肠鸣。

右半结肠癌的表现：如果是右半结肠癌，其表现更加隐匿，有可能只是黑便和贫血，有点儿肚子痛。如果肿瘤长大了，甚至可以摸到包块。

右半结肠和左半结肠的肠癌表现并不完全一样，如果出现了消化道症状，不管是大便习惯改变，还是腹痛，又或者是莫名其妙的贫血或者便血，都应该及时找医生做检查，排除结直肠癌的可能性。

（林国乐）

21. 老年斑
是肠癌的预警吗

随着年龄的增长，许多人会在皮肤上发现一些褐色的斑点，这就是我们常说的"老年斑"。然而，近年来，一些医学研究和健康资讯开始将老年斑与肠癌之间建立起某种联系，引发了公众的广泛关注。那么，老年斑真的是肠癌的预警信号吗？

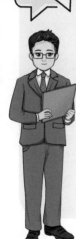

专家说

这个说法是不对的。

当脸上长斑了当然要引起重视，但建议先去皮肤科看看。

还有一种病叫黑斑息肉病，除了脸上长斑以外，肠道里也长息肉，但这是一种比较少见的病。

因此说脸上长老年斑就是得了肠息肉、肠癌，这种说法并没有科学依据。

（林国乐）

22. 大便出现哪些改变有可能提示**肠癌**

大便改变是肠癌的常见症状。这些改变可能包括大便形状、颜色、质地以及排便习惯的改变。

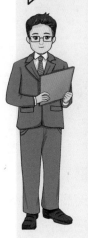

排便习惯的改变 原来排便每天一次，非常规律，不明原因突然变成每天四五次，如这类的大便次数增多，有排便不尽感，且持续了一段时间，那一定要引起重视。

便血 不管血是鲜红色的，还是暗红色的，都应该引起重视。如果再加上大便习惯改变或者消瘦、体重下降，那就更可疑了。

大便形状的改变 如果出现大便明显变细、大便上有明显的凹痕或者大便变成奇怪的形状，且持续了一段时间，再加上其他表现，如腹痛、便血，则需要引起重视。

腹泻与便秘交替 肠癌患者一个非常显著的特点，就是会"拉肚子"，而且这种拉肚子与便秘交替出现。主要是因为肠内的肿瘤变大时，就会堵塞肠道，从而出现便秘。

一旦出现不适，应及时就医，寻求医生的帮助才是最优解。

（林国乐）

23. 如何自我鉴别

痔和肠癌

有一种致命的粗心，叫作"错把肠癌当成痔"。俗话说"十男九痔，十女十痔"，一出现便血，往往大家第一反应就是痔，认为这种情况很常见而不去治疗，忽略了肠癌的可能性，最终酿成大祸。

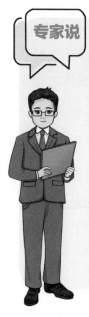

专家说

痔不是肠癌，也不会变成肠癌。痔和肠癌是两种完全不同的病变。肠癌，是发生在肠道黏膜上皮的恶性肿瘤；痔实质上是肛管皮下或直肠黏膜下迂曲扩张的血管静脉团。这两种疾病都可能引起便血，应该如何鉴别呢？

出血不同 痔的出血，一般都是鲜血，比较多见的是少量鲜血，喷射状出血比较少见，大便和血一般不混合在一起，血滴在或者粘在大便表面，大便本身还是正常的。肠癌的出血，大便和血容易混合在一起，变成酱色。

大便习惯的改变 得了痔，大便习惯一般不会改变，还是按照以前的规律，有可能出现便秘，究其原因可能是头一天喝了酒、吃了辣椒。直肠癌一般会有大便习惯的改变，因为直肠里长了一个肿瘤，会刺激排便。明显的表现可能是大便次数增多，里急后重，有排便不尽感，甚至便秘和腹泻交替出现。

大便形状的改变 正常的大便呈现圆柱形条状，一旦大便条变细，或呈扁条状、槽沟状、细条状等，就要警惕肠道癌变，多是肠道内有肿瘤压迫粪便导致形状改变。

伴随症状不同 痔常伴有肛门疼痛、瘙痒感以及肛周区域的不适。肠癌除了大便出血之外，还可能出现腹痛、腹胀、腹部肿块、消瘦、食欲减退等其他症状。

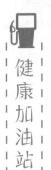

健康加油站

同时患有痔和肠癌的患者应该如何治疗

目前医学的治疗重点是肠癌。肠癌该怎么治，就怎么治。在治疗肠癌的同时，使用相关药物，控制痔的病情。

（林国乐）

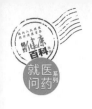

24. 肠道"喜欢"怎样吃

关键词

肠道疾病　饮食模式

肠道疾病是人类非常常见的疾病，包括各种炎症、梗阻和肿瘤等。根据最新的流行病学调查，结直肠癌是我国发病率第二的恶性肿瘤，仅次于肺癌。

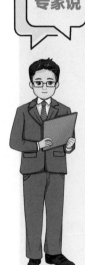

专家说

俗话说："民以食为天"。饮食自古就是人类最基本和最重要的需求，随着我国的经济社会发展，人民的生活水平显著提高。从前只有逢年过节才能吃到一口肉，如今各种珍馐美味在寻常百姓的饭桌上随处可见。然而，我们吃得越来越好，食材越来越精细，并不代表饮食更加健康了。近年来，饮食相关的疾病发病率呈逐年上升趋势，如糖尿病、肥胖、脂肪肝。尤其肠道肿瘤的发生和发展，与不健康的饮食密切相关，如高碳水化合物、高蛋白、高脂肪、低膳食纤维饮食（"三高一低"饮食）和饮酒。

目前国际上常见的有几种健康的饮食模式，包括地中海饮食、素食膳食、生酮饮食、血糖指数饮食等。实际上，健康饮食对于每个人都是有差异的，这是由人类的基因差异、不同生活方式和生活环境等因素造成的。正所谓，"汝之蜜糖，彼之砒霜"。要弄清楚自己的健康饮食，就要实事求是，做到因人而异。

此外，我们还要养成良好的饮食和生活习惯。拒绝垃圾食品，如腌腊制品、各种加工食品。改掉不良嗜好，如吸烟、饮酒、喝浓茶，这都会影响营养的吸收。早起先喝一杯清水，睡眠充足，适量运动，保持积极、乐观的心态不仅有利于整体健康更有利于肠道健康。

健康加油站

人体所需的营养素包括水、蛋白质、碳水化合物、维生素（分为水溶性和脂溶性）、矿物质（如钙、镁、锌、铜、锰、铁）以及膳食纤维（分为可溶性和不可溶性）。营养成分的均衡摄入有助于调节免疫力，维持肠道微生态，预防肠癌等。

（宿长磊）

25. 智能马桶
对肛肠疾病有哪些好处

随着科技的飞速发展，智能马桶作为一种集多项先进功能于一体的现代家居设备，已经逐渐走入人们的生活。它不仅提供了舒适的如厕体验，更重要的是，在肛肠疾病的预防与护理方面，也发挥着越来越重要的作用。那么智能马桶都有哪些好处呢？

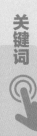

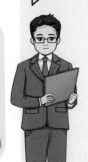

关键词

肛肠疾病 智能马桶

促进便意 其实好多人便秘，是因为对便意不敏感，有了智能马桶，上厕所前可以先用热水冲一下"菊部"，这个冲的过程中其实就是刺激便意的过程，有好多人就因为受到了这种刺激而开始排便。

放松"菊部" 智能马桶可以帮助"菊部"放松，"菊部"放松了，括约肌就放松了，肛门放松了，大便就会更容易排出。

清洁 解完大便以后，用手纸去擦，一方面可能擦不干净，另一方面还可能刺激痔，反而让它出的血更多。有研究显示，用纸擦完"菊部"后，"菊部"总是会残留大概 0.1g 粪便。粪便中含有很多细菌，这些细菌滋生就可以引起"菊部"炎症，甚至加重痔。智能马桶可以用水先冲洗"菊部"，冲完后再用柔软的纸巾或者毛巾轻轻擦去水分，这样既可以保证"菊部"清洁，又不会刺激"菊部"。

促进血液循环 智能马桶冲出来的通常是稍热的水，对"菊部"形成热刺激，促进血液循环。其实痔的本质是静脉迂曲，促进血流循环后，痔就不容易肿，也就不容易出血。

促进排便的好习惯

改变排便姿势　身体要前倾，并在脚下垫矮凳。因为肛管直肠角的问题，坐着的时候肛管直肠角形成一个锐角，不容易排便；而前倾下蹲时，肛管直肠角打开至 180°，这时更容易排便。

揉腹　揉腹运动可促进排便。通常从右下腹开始往上揉，接着横向往左边揉，继续往下揉，揉到大约左下腹，在乙状结肠的位置按揉两下，对缓解便秘有一定效果。

（林国乐）

第四章

呼吸系统疾病

一

吸烟与
健康

1. 为什么需要**戒烟**

烟草，看似无害的小小叶片，却成为全球范围内的"健康杀手"。吸烟不仅危害个人健康，还会对周围的人造成二手烟的危害。

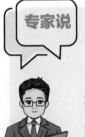

专家说

从医学角度来看，吸烟危害大、戒烟好处多。

吸烟会对人体健康造成全方位的不良影响。科学研究已经证实，吸烟会增加患呼吸系统疾病、多种癌症、心脏病、卒中以及糖尿病等疾病的风险。烟草烟雾中含有至少 60 种致癌物，会引起人体内关键基因发生永久性突变并逐渐积累，正常生长调控机制失调，导致恶性肿瘤的发生。大量医学证据表明，吸烟可导致肺癌、喉癌、膀胱癌、胃癌、胰腺癌、肝癌、食管癌、肾癌、急性白血病、鼻咽癌和结直肠癌等，吸烟量越大，吸烟年限越长，发病风险越高。在西方国家，吸烟导致的癌症死亡人数占所有癌症死亡人数的 1/3；我国每年有 100 多万人因烟草失去生命。在全球范围内，中国与吸烟相关的肺部疾病，如慢性阻塞性肺疾病，其患病率和不良后果均处于较高水平。同时，过去十年我国肺癌发病率呈指数级增长，目前占全球每年新发病例的 36%。此外，吸烟还会加速皮肤老化、损害听力，导致骨质疏松，损害男性性功能和生育功能，影响生活质量。因此，吸烟带来的健康损害不仅会对个人造成巨大痛苦，还可能给家庭和社会带来沉重的经济负担。

吸烟　二手烟　尼古丁

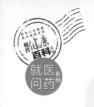

吸烟会对周围人造成二手烟的危害。二手烟中含有大量的有害物质，如焦油、尼古丁、苯。长期暴露在二手烟环境中会增加患肺癌、头颈癌、呼吸道感染和慢性阻塞性肺疾病的风险，尤其对儿童健康会造成长远危害。有证据提示，二手烟导致儿童更容易患重症哮喘，甚至还会影响智力发育。我国每年因二手烟暴露导致的死亡人数超过 10 万。更可怕的是，二手烟暴露并没有所谓的"安全水平"，短时间暴露也会对人体的健康造成危害，排风扇、空调等通风装置的存在也无法完全避免非吸烟者吸入二手烟。室内完全禁止吸烟是避免二手烟危害的唯一有效方法。

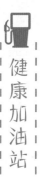

健康加油站

戒烟的好处

戒烟可以显著降低患癌症等疾病的风险，改善肺的整体健康状况，提高生活质量，降低死亡率。早期戒烟可以尽早获得健康收益。研究显示，戒烟后 10~15 年，发生肺癌的风险已下降到与不吸烟者相近水平。戒烟也可以减少家人暴露在二手烟环境中的风险，保护家人健康。对于癌症患者，戒烟可以使癌症治疗效果更好，降低治疗并发症的风险。研究证实，通过戒烟可能延长长达十年的预期寿命。

个人戒烟越早越好，什么时候都不晚；创建无烟家庭，能够保护家人免受二手烟危害。因此，我们应该自觉抵制烟草的诱惑，珍爱生命，为自己和家人创造一个无烟的生活环境。

（王凤燕　李时悦）

2. **戒烟**为什么这么难

　　戒烟，对于许多吸烟者来说，是一个充满挑战的任务。许多人在尝试戒烟时会遇到各种困难，有研究显示，尝试戒烟的人平均要戒烟约 6 次才能实现长期戒烟。

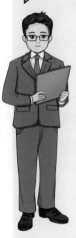

　　一方面，戒烟难的主要原因是尼古丁的成瘾性。尼古丁是一种存在于烟草中的强成瘾物质。尼古丁对多巴胺能、血清素能和去甲肾上腺素能等递质系统的影响，以及乙酰胆碱烟碱型受体上调带来的神经适应，会导致吸烟者持续的吸烟行为。当吸烟者吸入烟草时，尼古丁迅速进入大脑，刺激中枢神经系统释放多巴胺，这是一种让人感到愉悦和兴奋的神经递质。这种愉悦感使吸烟者对烟草产生依赖。

　　另一方面，吸烟习惯的形成，很大程度上是因为经典条件反射在起作用，长期吸烟让人们在不自觉中形成了行为记忆，每隔一段时间大脑里就会再次唤起这样的行为，让吸烟就像一日三餐一样成为习惯性动作。这种习惯会让吸烟者长期享受吸烟的行为，即使生理上不需要尼古丁，也会无意识点燃香烟获得安全感。

　　同时，戒烟会受到社会环境和文化背景的影响。在某些文化中，吸烟被视为一种社交行为，人们在一起吸烟可以增进友谊和交流，这让一些吸烟者认为戒烟是一种会被孤立的行为，失去了

戒烟　成瘾

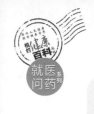

与他人的联系，甚至认为戒烟是一种自我否定和失败的表现。这种心理负担让他们难以戒烟。

在尝试戒烟的头两周或更长时间里，戒烟者常常会出现戒断症状，感到焦虑、易怒，攻击性和急躁情绪都会增加。主观上，他们会表现为注意力不集中、睡眠不安，并对吸烟有强烈的渴望。在 95% 的病例中，无助的戒烟尝试在 12 个月内以失败告终。烟草容易获得，戒断症状会让人感到厌恶，这都促使戒烟者在戒烟后更早地重新吸烟。此外，生理因素也会对戒烟造成一定困扰。戒烟后，身体需要经历一系列调整和恢复过程，包括代谢和生理功能的调整，可能引起一些不适症状，如头痛、口渴、失眠，会让一些戒烟者放弃戒烟。

因此，要认识到戒烟难是正常的，不要有心理负担，正视困难正是启动戒烟的第一步。只要有足够的决心和科学的方法，加以医疗和社会服务体系的支持，戒烟并不是不可能完成的任务。

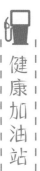

健康加油站

怎么才能有效戒烟

戒烟对每个人来说都是值得的。戒烟方式应该根据戒烟者的独特需求个性化制订。一般来说，最有效的戒烟方法是戒烟咨询和药物相结合。随着《健康中国行动（2019—2030 年）》控烟行动的实施，我国的戒烟服务体系在逐步建立和完善，大部分医疗机构已将询问患者吸烟史纳入日常的门诊问诊中，并推广简短戒烟干预服务和烟草依赖疾病诊治，使得戒烟者能在戒烟过程中获得帮助。戒烟者可以到戒烟门诊或呼吸科门诊咨询戒烟建议、在医护人员的帮助下制订戒烟计划，并接受适当的戒烟药物治疗。

戒烟咨询（行为治疗）通过提供应对策略来帮助戒烟者进行戒烟尝试，这些策略有助于缓解烟瘾并控制戒断症状（通常在戒烟后 2~3 天内达到峰值）。戒烟咨询也有助于帮助戒烟者确定触发因素，以避免和克服之前尝试成功戒烟的障碍。

可以帮助戒烟的药物包括非处方药和处方药。前者主要指尼古丁替代疗法，包括贴片、口香糖和含片，这些药物可以减少身体对香烟中的成瘾化学物质尼古丁的渴望，并帮助戒烟者避免再次吸烟。处方药包括伐尼克兰和安非他酮等，这些药物通常是安全的，最常见的不良反应是恶心，可能不适用于一些有癫痫病史或精神病史的患者。一般来说，医生可能建议戒烟者同时使用一种或两种药物，并至少维持用药 12 周。

（王凤燕　李时悦）

二

哮喘和
慢性阻塞性
肺疾病

3. 如何诊断
支气管哮喘

关键词

支气管哮喘（哮喘）是常见的慢性呼吸道疾病，主要表现为反复发作的喘息、气急，伴或不伴胸闷或咳嗽等症状。哮喘患者逐年增加，现已成为我国第二大呼吸道疾病。那要如何诊断哮喘呢？

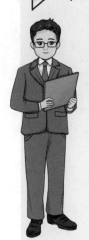

专家说

典型的临床症状和体征　①反复发作性喘息、气促、胸闷或咳嗽，多在夜间及晨间出现，常与接触过敏原、冷空气，物理、化学性刺激以及上呼吸道感染、运动等有关；②发作时可听到哮鸣音，呼气时间延长；③上述症状和体征可经治疗缓解或自行缓解。

客观检查　①肺功能激发试验阳性；②肺功能舒张试验阳性；③呼气流量峰值日变异率 >10% 或周变异率 >20%。

符合上述症状和体征，同时具备客观检查中的任意一条，并排除其他疾病引起的喘息、气促、胸闷及咳嗽，即可以诊断为哮喘。

喘息　气促　肺功能

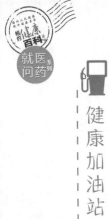

我国哮喘的现状

根据 2018 年"中国成人肺部健康研究"调查结果显示，我国成人哮喘的总患病率为 4.2%（4 570 万），71.2% 的哮喘患者此前未得到过明确诊断，只有 5.6% 的患者接受了规范的吸入糖皮质激素治疗。男性哮喘患病率为 4.6%，女性为 3.7%，城市居民患病率为 3.6%，农村居民患病率为 4.9%。此外，研究发现，吸烟是 20 岁及以上人群哮喘最主要的危险因素，其他危险因素包括过敏性鼻炎、幼年时期肺炎或支气管炎病史、呼吸疾病家族史等。对于非吸烟人群，大气污染（PM2.5 ≥ 75μg/m^3）、使用生物燃料导致的室内空气污染和居所霉斑暴露等为主要风险因素。

（廖永康　李时悦）

4. 引起哮喘的

危险因素有哪些

哮喘被认为是一种异质性疾病，基因 - 环境相互作用驱动其发生和持续。哮喘发生以及加重的危险因素多种多样，它们之间存在着基因 - 基因、基因 - 环境、环境 - 环境等多种因素的相互作用，某些环境因素对不同基因个体和不同生长阶段个体的作用不同。

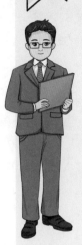

哳喘的危险因素包括以下几方面。

遗传因素　在哳喘发病中占有十分重要的地位。哳喘具有家族聚集性，许多研究表明哳喘患者后代与非哳喘患者后代相比，哳喘患病率及其相关的哳喘表型明显增加。

环境因素

营养：没有确凿证据表明母亲在怀孕期间摄入特定食物会增加儿童哳喘的风险；母亲孕期肥胖和体重增加会增加儿童哳喘的风险；提倡母乳喂养，母乳喂养能降低儿童喘息的发生风险；孕期进食富含维生素 D 和维生素 E 的食物，可以降低儿童喘息的发生风险。

变应原：哳喘主要由接触变应原触发或引起，所以避免变应原暴露是防治哳喘的关键。变应原可分为室内变应原和室外变应原。常见的室内变应原有屋尘、粉尘、尘螨、真菌；常见的室外变应原有花粉、真菌等。尘螨暴露与哳喘发生的相关性已得到公认，尘螨过敏是中国南方儿童哳喘患病率上升的重要危险因素。

药物：阿司匹林、普萘洛尔和一些非甾体抗炎药是药物所致哳喘的主要变应原。非甾体抗炎药中的对乙酰氨基酚可能与成人和儿童哳喘相关，孕妇口服对乙酰氨基酚可导致后代哳喘发病风险增加。

基因　遗传　环境

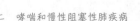

污染物暴露：空气中的烟雾、废气、冷冻生物气化等均可能刺激呼吸道，激发气道炎症，诱发哮喘发作。其中吸烟是成人哮喘最主要的危险因素，研究发现吸烟可增加男性及女性患哮喘的风险。此外，吸烟还可以增加与某些职业性致敏物质接触的工人患职业性哮喘的危险。孕妇吸烟是儿童哮喘的高危因素。

（廖永康　李时悦）

5. 哮喘患者如何进行

自我管理

尽管哮喘尚不能根治，但通过有效的管理可使哮喘病情得到理想控制。哮喘管理的长期目标是：①达到良好的症状控制并维持正常的活动水平；②最大程度降低急性发作、固定性气流受限和药物不良反应的未来风险。

哮喘患者自我管理需要注意以下内容。

正确认识哮喘　哮喘患者应该认识到，哮喘是一种可治疗的慢性气道疾病。通过合理治疗与管理，可

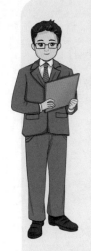

以控制哮喘症状，避免急性发作，部分可达到临床治愈。治疗不规范或患者依从性差，则会导致哮喘反复发作，病情逐渐加重，造成气道不可逆性损害和重塑，持续气流受限，可并发慢性阻塞性肺疾病和肺源性心脏病等，预后较差。了解这一点有助于树立正确的治疗观念，并积极采取控制和管理措施。

　　　了解并避免接触哮喘的诱发因素　很多变应原和触发因素会导致哮喘急性发作，患者要知道哪些变应原或触发因素是引起自己哮喘发作的诱因，并尽可能避免或减少接触这些诱因。

　　认识治疗哮喘的药物　主要分为两类，一是控制药物，即需要每天使用并长时间维持应用的药物；二是缓解药物，又称急救药物，在患者有急性发作症状时可迅速缓解症状。患者应提高药物治疗的依从性，并掌握相应吸入装置的使用技巧。

　　自我评估　使用哮喘自我管理工具评估自己的病情，一个是哮喘问卷评估工具——ACT问卷，另一个是使用峰流速仪每日进行峰流速监测。峰流速仪携带方便，操作简单，患者可在家自我监测峰流速，能直接反映气道通气情况，预测是否发生急性发作。

　　掌握哮喘急性发作先兆的识别　多数哮喘急性发作前有不同程度的前驱症状和表现，及时发现哮喘急性发作的先兆表现，并采取相应处理措施，可以减少严重的哮喘急性发作。对于哮喘急性发作先兆的识别，有两种方法：第一种是依据症状，哮喘急性发作的先兆症状有咳嗽、胸闷、气促等。第二种是依据峰流速监

关键词

依从性　自我管理　哮喘　急性发作

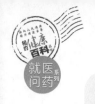

测结果判断。如果患者的峰流速值在近期内下降至正常预计值或个人最佳值的 60%~80% 或更低,需要警惕近期急性发作的风险。由于患者对气流受限的感知和症状的敏感性不同,所以最好结合以上两种方法来进行识别和判断。

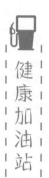

哮喘急性发作时应该怎么办

出现哮喘急性发作先兆的自我处理方案如下。

使用控制药物　使用沙丁胺醇气雾剂 1~2 喷,必要时可每隔 4~8 小时吸入一次,但 24 小时内最多不宜超过 8 喷。布地奈德 / 福莫特罗作为缓解用药,使用可减少严重急性发作风险,当出现哮喘急性发作先兆症状时,可增加布地奈德 / 福莫特罗 1~2 吸缓解症状,每日最大剂量一般不超过 6 吸。

增加控制药物　当使用缓解药物后仍有症状,峰流速不能恢复至正常预计值或个人最佳值,需要增加控制药物,如增加吸入激素的剂量,或增加其他控制药物的剂量。

加用口服激素并就医　当采用以上措施后症状仍继续加重,可加用口服激素,如泼尼松 0.5~1.0mg/kg,并及时就医。

（廖永康　李时悦）

6. **哮喘**已经不发作了，为什么不能停药

很多人对哮喘治疗的印象就是平时不用药，急性发作以后马上用药缓解，其实这是在哮喘治疗中最常见的错误，也是患者中普遍存在的现象。

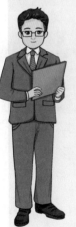

哮喘是气道的慢性炎症性疾病，即使平时哮喘不发作，气道的炎症也是持续存在的，所以哮喘治疗是长期的，应该用吸入激素类的抗炎药长期维持治疗。

仅当满足以下条件时，患者可考虑按需使用吸入制剂治疗：偶有短暂的白天症状（每月少于 2 次，每次持续数小时），没有夜间症状，无急性发作风险，肺功能正常。如症状超出上述程度，存在任何急性发作的危险因素或过去一年有哮喘急性发作病史，均需要每天规律使用控制药物。

在整个哮喘治疗的过程中，需要对病情进行连续评估、调整并观察治疗反应。控制药物的升级或降级应按照阶梯式方案选择。哮喘控制维持至少 3 个月以上可以考虑降级治疗，以找到维持哮喘控制的最低有效治疗级别，切勿自行减药或停药。

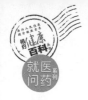

哮喘急性发作的危险因素

1. 哮喘未控制。

2. 持续接触变应原。

3. 存在变应性鼻炎、鼻窦炎、胃食管反流、肥胖、慢性阻塞性肺疾病、支气管扩张症、阻塞性睡眠呼吸暂停低通气综合征、抑郁和焦虑等合并症。

4. 用药不规范、依从性差。

5. 在过去一年中曾有过因哮喘急性发作而看急诊或住院的情况。

（廖永康　李时悦）

7. 治疗**哮喘**的常用**药物**有哪些

治疗哮喘的药物可以分为控制药物和缓解药物，以及重度哮喘的附加治疗药物。

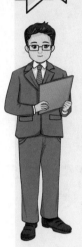

控制药物　需要每天使用并长时间维持的药物，这些药物主要通过抗炎作用使哮喘维持临床控制，其中包括吸入性糖皮质激素（ICS）、全身性激素、白三烯调节剂、长效 β2 受体激动剂（LABA）、茶碱缓释剂、甲磺司特、色甘酸钠等。常用的有 ICS+LABA 复合制剂，包括不同规格的丙酸氟替卡松 - 沙美特罗干粉剂、布地奈德 - 福莫特罗干粉剂、丙酸倍氯米松 - 福莫特罗气雾剂和糠酸氟替卡松 - 维兰特罗干粉剂等。

缓解药物　又称急救药物，这些药物在有症状时按需使用，通过迅速解除支气管痉挛，从而缓解哮喘症状，包括速效吸入和短效口服 β2 受体激动剂、吸入性抗胆碱能药物、短效茶碱和全身性激素等。

重度哮喘的附加治疗药物　主要为生物靶向药，如抗 IgE 单克隆抗体、抗 IL-5 单克隆抗体、抗 IL-5 受体单克隆抗体和抗 IL-4 受体单克隆抗体，还包括大环内酯类药物等。

（廖永康　李时悦）

关键词

控制药物　缓解药物

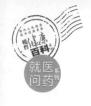

8. 什么是
慢性阻塞性肺疾病
有哪些危险因素

慢性阻塞性肺疾病（简称"慢阻肺"）是一种具有不完全可逆的气流受限特征且呈进行性发展的肺部疾病，主要表现为慢性咳嗽、咳痰，随着病情进展，肺功能逐渐下降，日常活动甚至休息时也感到气短。

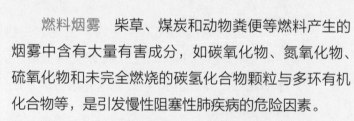

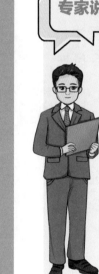

慢性阻塞性肺疾病常由以下因素引起。

烟草 吸烟是慢性阻塞性肺疾病最重要的环境致病因素。

燃料烟雾 柴草、煤炭和动物粪便等燃料产生的烟雾中含有大量有害成分，如碳氧化物、氮氧化物、硫氧化物和未完全燃烧的碳氢化合物颗粒与多环有机化合物等，是引发慢性阻塞性肺疾病的危险因素。

空气污染 空气污染物中的颗粒物质（PM）和有害气体物质（二氧化硫、二氧化氮、臭氧和一氧化碳等）对支气管黏膜有刺激作用，对细胞有毒性作用。

职业性粉尘 当职业性粉尘（二氧化硅、煤尘、棉尘等）的浓度过大或接触时间过久，可导致慢性阻塞性肺疾病。

感染和慢性支气管炎　呼吸道感染是慢性阻塞性肺疾病发病和加剧的重要因素，病毒和／或细菌感染是慢性阻塞性肺疾病急性加重的常见原因。

其他因素　包括遗传因素、气道反应性增高等，在新生儿期、婴儿期或儿童期，可由各种原因导致个体肺发育或生长不良，进而发病。

健康加油站

我国慢性阻塞性肺疾病现状

慢性阻塞性肺疾病是最常见的慢性气道疾病，也是《"健康中国2030"规划纲要》中重点防治的疾病。根据2018年中国成人肺部健康研究调查结果显示，我国20岁及以上成人慢性阻塞性肺疾病患病率为8.6%，40岁以上人群患病率高达13.7%，估算我国患者数近1亿。研究的受访者中，仅约10%知道慢性阻塞性肺疾病这一疾病，不足3%知道自己患有慢性阻塞性肺疾病。据《中国慢性阻塞性肺疾病分级诊疗报告（2020年度）》结果显示"中国40岁及以上人群慢阻肺高危人群占比为20.51%。64%的公众对慢阻肺'完全不知道'，超过70%受访者愿意获取慢阻肺相关防治知识。"希望社会各界共同努力，提高大众对慢性阻塞性肺疾病的知晓率，让老百姓对慢性阻塞性肺疾病能像对高血压、糖尿病一样熟悉和重视。

（刘　妮　李时悦）

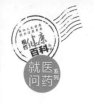

9. 如何判断自己是否得了
慢性阻塞性肺疾病

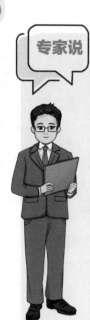

可通过年龄和危险因素暴露史初步判断自己是否属于高危人群，再通过医院的专科检查手段判断是否为慢性阻塞性肺疾病。

专家说

慢性阻塞性肺疾病起病缓慢，病程较长，早期可以没有自觉症状。随病程发展可出现慢性咳嗽、咳痰、气短、胸闷等。晚期患者有体重下降、食欲减退等表现。因此，研究建议年龄 ≥ 40 岁和／或有危险因素暴露史，有慢性咳嗽、咳痰、呼吸困难等症状者需要及时就医，通过专科检查手段判断是否为慢性阻塞性肺疾病。

诊断慢性阻塞性肺疾病需要做下列检查。

肺功能检查　肺功能检查是诊断慢性阻塞性肺疾病的"金标准"，也是慢性阻塞性肺疾病严重程度评价、疾病进展监测、预后及治疗反应评估中最常用的指标。吸入支气管舒张剂后 FEV1/FVC<70% 是判断存在持续气流受限，诊断慢性阻塞性肺疾病的肺功能标准。根据 FEV1 占预计值的百分比进行功能分级：I 级（轻度）FEV1 ≥ 80% 预计值；II 级（中度）50% ≤ FEV1<80% 预计值；III 级（重度）30% ≤ FEV1<50% 预计值；IV 级

（极重度）FEV1<30% 预计值或 FEV1<50% 预计值伴呼吸衰竭。

胸部影像学检查　如胸部 X 线、胸部 CT。X 线胸片对确定肺部并发症及与其他疾病（如肺间质纤维化、肺结核）鉴别具有重要意义。高分辨率 CT 对辨别小叶中心型和全小叶型肺气肿以及确定肺大疱的大小和数量有较高的敏感度和特异度，多用于鉴别诊断和非药物治疗前评估。

脉搏氧饱和度（SpO_2）监测和动脉血气分析　当患者临床症状提示有呼吸衰竭或右心衰竭时应监测 SpO_2。如果 SpO_2<92%，应该进行动脉血气分析。

慢性阻塞性肺疾病患者常由于其早期无自觉症状或症状轻微导致未予重视而延迟诊治。如果早期未被发现，错过干预的最佳时机，任由其发展，前期看似症状轻微的慢性阻塞性肺疾病，一旦发展到了疾病晚期，治疗效果极差。研究已证明，对早期慢性阻塞性肺疾病患者进行药物干预能显著改善肺功能下降速率。研究指出，20%~30% 的一秒率正常的肺功能下降（PRISm）患者会转变为阻塞性通气功能障碍，其中最重要的预测因素为基线 FEV1%、FEV1/FVC 偏低，高龄、当前吸烟、女性以及肺功能复查中更长的用力呼气时间。如果对这类人群应进行早期干预，其肺功能有可能恢复正常。

（刘　妮　李时悦）

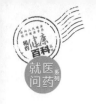

10. 如何**治疗**
慢性阻塞性肺疾病

慢性阻塞性肺疾病为慢性病，目前尚不能治愈，疾病病程长，需要长期、规律、规范的治疗。值得一提的是，有效且规范的治疗能够减轻或减少急性加重的发生，维持患者正常的生活质量。

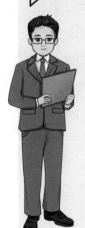

专家说

慢性阻塞性肺疾病需要综合管理，主要包括以下治疗措施。

教育与管理 最重要的是劝导吸烟的患者戒烟。因职业暴露或环境粉尘、刺激性气体所致者，应脱离污染环境。

药物治疗 包括：①支气管舒张剂，一线基础用药，如 β2 肾上腺素受体激动剂类，其中含有短效制剂，如沙丁胺醇气雾剂以及长效制剂，如沙美特罗、福莫特罗等；抗胆碱药，有短效制剂，如异丙托溴铵气雾剂，以及长效制剂，如噻托溴铵吸入剂。②糖皮质激素，包括雾化吸入型及口服型。③磷酸二酯酶 4（PDE-4）抑制剂，如罗氟司特。④祛痰药及抗氧化剂，如 N- 乙酰半胱氨酸、羧甲司坦、厄多司坦、福多司坦和氨溴索。

非药物治疗　非药物干预是稳定期慢性阻塞性肺疾病治疗的重要组成部分，与药物治疗起到协同作用，包括呼吸康复治疗、家庭氧疗、家庭无创通气、疫苗、气道内介入、外科治疗等。

健康加油站

慢性阻塞性肺疾病是一种不可逆的疾病，因此，相比患病后的治疗，能够早期预防、避免慢性阻塞性肺疾病的发生更为重要。慢性阻塞性肺疾病的预防措施包括以下内容。

戒烟　是预防慢性阻塞性肺疾病最重要的措施，在疾病的任何阶段戒烟都有助于防止慢性阻塞性肺疾病的发生和发展。

减少外部伤害　减少有害气体或有害颗粒的吸入，如燃料烟雾、职业性粉尘。

保障婴幼儿时期呼吸道安全　积极防治婴幼儿和儿童期的呼吸系统感染。

日常习惯　加强营养和体育锻炼，增强体质，提高机体免疫力，改善机体一般状况。

定期检查　对慢性阻塞性肺疾病高危人群，应定期进行肺功能监测，尽可能早期发现慢性阻塞性肺疾病并及时予以干预。

（刘　妮　李时悦）

第五章

生殖健康与
泌尿生殖系统疾病

一

生殖健康

1. 哪些疾病**不能要孩子**

生育孩子对于每对夫妻都是一项重要的决定，男性生殖健康是确保家庭繁衍健康后代的关键之一。一些男性可能因患有一些疾病而影响到生育力和后代的健康。

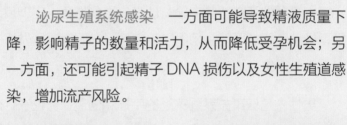

以下一些疾病可能影响男性生育能力及后代健康。

泌尿生殖系统感染　一方面可能导致精液质量下降，影响精子的数量和活力，从而降低受孕机会；另一方面，还可能引起精子 DNA 损伤以及女性生殖道感染，增加流产风险。

性传播疾病（STIs）　STIs 对男性生殖健康及后代的影响是深远的。已知有 30 多种不同的细菌、病毒和寄生虫通过性接触（包括阴道性交、肛交和口交）传播。男性患有 STIs 可能传染给女方，再通过垂直传播，给后代带来一系列严重的健康问题。例如梅毒螺旋体可以通过胎盘传染给胎儿，可能导致流产、早产、死产和先天性梅毒；淋球菌可以通过产道感染新生儿，使婴儿患淋菌性眼炎；沙眼衣原体可能引起新生儿眼结膜炎或肺炎等疾病，增加新生儿的死亡率；人类免疫缺陷病毒（HIV）可以通过垂直传播，对新生儿的健康产生严重影响。

关键词

感染　性传播疾病　遗传病

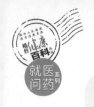

遗传病　夫妻任何一方患有染色体显性遗传病，子代有半数发病风险，包括双侧视网膜母细胞瘤、进行性肌营养不良、结节性硬化、显性遗传型先天性小眼球、先天性无虹膜、显性遗传型视网膜色素变性、软骨发育不全、成骨发育不全等。夫妻双方均患有某种常染色体隐性遗传病，包括苯丙酮尿症、先天性全色盲、白化病等，子代发病风险较父母正常者高。其他严重的多基因遗传病，可能与遗传和环境因素均有一定关系，包括高发家族性精神病、先天性心脏病等。

反复流产　反复流产应先采取避孕措施暂缓生育，避免多次流产影响女性子宫功能，给女性带来更多伤害。出现反复流产后要积极前往正规医院生殖医学科就诊，在明确原因做好充分准备以后再进行生育。

男性生殖健康关系到家庭的幸福和健康。男性在计划要孩子时，应注意自身健康状况，如果存在上述提到的疾病或问题，建议及时就医并接受治疗。

中青年男性如何科学备孕

（姜　辉）

2. 什么时候需要去 **不孕不育**门诊就诊

关键词

不孕不育是指正常夫妇在有规律性生活的条件下，未能在一年内自然受孕的情况。目前不孕不育已成为世界范围内面临的一个主要健康问题，全球估计约 15% 的育龄夫妇存在不孕不育问题，已成为继肿瘤和心血管疾病之后危害人类健康和社会稳定的第三大要素。对于一些备孕的夫妇来说，如果多次积极备孕未能成功怀孕，需要及时寻求专业的医学帮助。

专家说

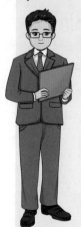

出现下述情况的夫妇需要尽早前往不孕不育门诊就医。

试孕时间 如果夫妻未采取避孕措施一年以上（每周进行 2~3 次无保护性行为），仍未能怀孕，那么就可能需要寻求专业的医疗帮助。另外，女性年龄是影响生育力的重要因素。女性在 30 岁以上怀孕的难度会逐渐增加，对于年龄在 35 岁以上的女性，如果未避孕 6 个月以上未怀孕，也建议寻求医生的帮助。对于大于 40 岁的女性，建议在备孕时就积极咨询就诊。

反复流产 如果女性出现过 2 次及以上自然流产，应积极前往生殖医学科就诊，进行进一步的检查和治疗。

怀孕困难 反复流产 性功能障碍

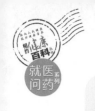

女性月经异常　月经周期过长（35天以上）、过短（21天以下）或月经不规则，提示可能是卵巢功能障碍，这会影响到排卵，从而导致不孕。因此出现月经异常时，应积极寻求医生的帮助。

慢性健康问题　如甲状腺功能异常、糖尿病等也可能影响生育力。如果有这些健康问题，建议尽早咨询专业医生。

男性性功能障碍　勃起功能障碍及早泄等性功能障碍可能影响夫妻性生活，严重者可能导致不育。若男性存在勃起硬度不佳、射精时间快等问题要尽早治疗，以免产生严重后果。

生殖相关手术史　夫妇中任何一方曾经进行过与生育器官相关的手术，可能影响生育力。在进行相关手术后应及时咨询专业医生。

对于存在怀孕困难、性生活异常的夫妇来说，应及早寻求不孕不育门诊的帮助。专业的医学团队可以通过一系列检查和评估，帮助确定疾病的原因并提供相应的治疗方案。及时干预有助于减轻心理和情绪上的负担，提高夫妇怀孕成功的概率，改善夫妻生活。

（杨宇卓　姜　辉）

3. 什么情况下考虑做
试管婴儿

试管婴儿是体外受精 - 胚胎移植技术的俗称，是指采用人工方法让卵细胞和精子在体外受精，并进行早期胚胎发育，然后移植到母体子宫内发育而诞生的婴儿。根据卵子受精方式的不同分为常规体外受精（IVF）和卵胞浆内单精子显微注射（ICSI），前者是让卵子和精子在体外自然受精后再进行培养的方法（即第一代试管婴儿），后者是将一个精子在显微镜下注入一个卵子内进行受精培养的方法（即第二代试管婴儿）。第三代试管婴儿技术则是胚胎植入子宫前，检测胚胎的遗传物质，筛选出健康胚胎进行移植。第一代、第二代、第三代试管婴儿技术，其实只是俗称，它们之间没有孰强孰弱之分，只是适用范围不同。

 专家说

试管婴儿的主要适用情况如下。

各种因素导致的配子运输障碍 如盆腔粘连、双侧输卵管阻塞或积水、双侧输卵管结扎或切除术后。

男性不育 男方无精症、严重的少精子症、弱精子症和畸形精子症，导致男性生育力下降。出现这些情况，经过专业的评估处理后，可通过 IVF 或 ICSI 实现生育愿望。

体外受精 男性不育 遗传疾病

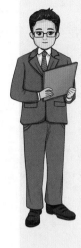

遗传疾病　　夫妇中存在某种遗传疾病的风险时，通过试管婴儿可以进行胚胎基因筛查，选择健康的胚胎以减少遗传疾病传递的风险。

反复人工授精（AI）失败　　对于已经经历多次 AI 助孕失败的夫妇，可以考虑试管婴儿辅助生殖。

考虑做试管婴儿的情况通常涉及年龄、男女生殖系统功能障碍、遗传等多方面因素。最终是否选择试管婴儿技术，需要专业医生结合夫妇实际情况考虑多方面因素后决定。

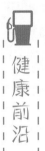

健康前沿

人口是现代化建设最基本的支撑，而男性生育力下降也会影响人口出生率。

以色列希伯来大学教授哈盖·莱文领导的研究团队在《人类生殖更新》期刊发表论文称，不到 50 年间，全球男性平均精子数和精子浓度均下降超过 50%。国外某研究团队提取并研究了 1981—2019 年间在国际上公开发表的与男性精液质量相关的数百篇论文等出版物，涵盖北美洲、欧洲、大洋洲、南美洲、亚洲、非洲的 53 个国家共 5 万多名男性的精液样本。结果显示，自 2000 年以来，男性精子浓度平均每年减少 2.64%。该研究团队认为，该趋势持续下去将导致人类生育率降低，甚至可能威胁人类生存。

目前，根据世界卫生组织的相关标准，男性精子浓度高于 1 500 万 /mL 为正常。但 1998 年 10 月，丹麦奥胡斯大学、哥本哈根国立医院等机构的研究人员曾在《柳叶刀》期刊发文称，精子浓度低于 4 000 万 /mL 即可能导致怀孕概率下降。

哪些不健康的生活方式会降低男性的生育力？

熬夜 很多男性习惯性熬夜，其实熬夜对内分泌系统有影响，而精子的产生与内分泌系统有密切联系。

吸烟酗酒 长期吸烟酗酒的男性，畸形精子数量多，同时还会降低精子存活率，产生"次品"精子。

超重或肥胖 肥胖会降低男性生殖功能，引起雄性激素释放减少，导致精子生成出现问题。

焦虑或沮丧情绪 研究人员发现，无论是成年以后，还是在青少年，甚至童年时期，焦虑或沮丧的情绪都会使男性生育力下降。

久坐 久坐后，男性阴囊长时间受到挤压，血液回流不畅，前列腺持续处于充血状态，很容易诱发前列腺炎和精索静脉曲张，导致生精能力下降。

另外，阴囊局部温度过高，会影响精子的生成和成熟，导致少精、弱精甚至无精。

辐射 研究证实，大剂量辐射可引起睾丸组织结构改变，增加精子畸形率，降低精子数量、密度等重

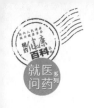

要指标。一些电子设备也会对精子质量产生一定不良影响。

烧烤 / 油炸食物 饮食方面，烧烤和油炸的淀粉类食物中含有致癌物丙烯酰胺，可导致男性少精、弱精。

各种化学物质 美国纽约西奈山伊坎医学院莎娜·斯旺教授结合自己数十年的研究，认为生育力下降问题的根源在于 20 世纪化学工业的崛起，尤其是广泛使用被称为"内分泌干扰素"的化学物质，包括邻苯二甲酸盐、双酚 A 等。

发现无精子症怎么办

（杨宇卓　姜　辉）

4. 引发**男性不育**的
陋习有哪些

关键词

男性不育是指夫妻在婚后同居 1 年以上，有规律的性生活，没有采取避孕措施，由于男方原因造成的女方不怀孕的情况。男性不育是一个备受关注的健康问题，除了遗传因素和疾病外，一些男性不育症患者的病因可能是不健康的生活方式。

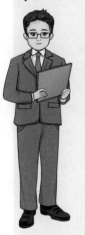

饮食不均衡　高热量、高脂肪、高糖分的不健康饮食可能导致肥胖，进而影响生殖激素水平。此外，缺乏关键的维生素和矿物质，如维生素 C 和维生素 E、锌，也与不育有关。建议保持均衡的饮食，摄入足够的营养成分，多食用新鲜水果、蔬菜、全谷物和富含蛋白质的食物。

酗酒和吸烟　酗酒和长期吸烟被证明是导致男性不育的危险因素。这些习惯会降低精子的质量和数量，影响睾丸功能，同时损害生殖系统的正常运作。为避免不育，男性应戒烟，减少或避免过量饮酒，以维护生殖系统的健康。

高温环境　睾丸长时间暴露于高温环境中，如经常坐浴、蒸桑拿，可能对睾丸产生负面影响，导致精液质量下降。男性应避免过度暴露于高温环境，避免

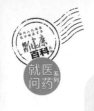

经常坐浴、尽量减少睾丸接触高温环境的机会。

久坐　久坐会使睾丸、附睾、前列腺和精囊腺局部充血，影响血液循环，出现无菌性前列腺炎等疾病，影响睾丸、附睾、前列腺和精囊腺的功能，可能直接影响精子的生成和输送，导致精子质量下降。避免久坐、长时间骑车或开车。如果不能避免长时间久坐，至少应注意休息，如坐 40~50 分钟应站立起来活动一下，使受压的敏感部位适时得到放松。另外，要养成多喝水的习惯，可以使尿道经常被冲刷、尿液稀释，避免泌尿系感染的发生；及时产生尿意，可以强迫男性站起来去卫生间，使敏感部位及时得到放松。

药物滥用　滥用药物，如大量使用阿片类药物、抗生素和激素，可能对生殖系统产生不利影响，导致不育。建议在使用任何药物之前，应咨询医生的建议，避免滥用药物，尤其是对生殖系统有潜在危害的药物。

熬夜　人的生物钟支配着人的内分泌功能，有研究表明夜间内分泌功能更为旺盛。如果夜间得不到正常休息，就会使生物钟紊乱，进而使内分泌功能紊乱，导致生精功能紊乱。长期如此，就会导致精子的生成障碍，出现精子活率低、活力差，甚至精子密度降低。另外，夜间人体器官、组织、细胞代谢减慢，是加强修复的最佳时间，正常睡眠可以使修复正常进行，熬夜则会导致人体自我修复功能紊乱，可能引起精子畸形率升高等严重问题。故应避免熬夜，避免昼伏夜出，保持正常的作息规律，保证夜间充足睡眠。

工作和生活压力　长期处于工作和生活的高压之下，会导致身体激素水平紊乱，影响精子的产生和质量。建议学会应对压力，通过运动、冥想、良好的睡眠等方式来缓解压力。

一些陋习和不健康生活方式可能对男性生育能力产生负面影响。保持健康的生活方式，包括均衡的饮食、适度的运动、避免过度饮酒和吸烟，以及减轻压力等，对于维护男性生育力至关重要。如有不育问题，建议及时咨询医生，进行专业检查和治疗。

（姜　辉）

5. 节育手术后如何
恢复性生活

随着科技的不断发展以及人们健康意识的不断提高，越来越多的男性选择输精管结扎术，以实现计划生育的目标。然而，在手术后，一些人可能对性生活的恢复感到困惑。

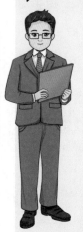

输精管结扎术 性生活 避孕

专家说

输精管结扎术是一种阻断精子传输的手术。对于男性来说，手术后精液中不再含有精子，但并不会影响男性的其他性功能。

术后休息　在手术后，男性需要适当休息，通常建议避免剧烈的运动以及性生活，以避免对手术部位的过度刺激，禁止性生活时间一般为 2 周。

温和的性生活　在术后早期性生活阶段，建议采用温和的性生活方式，避免剧烈运动和过度压力，以减少不适感。

术后坚持避孕　输精管结扎术后还可能有很多活精子停留在输精管的远端和输精管壶腹部。如果术中没有向输精管远端灌注杀死精子的药物，术后约 2 个月内仍然要坚持避孕，否则有可能使女方怀孕。一般来说，需排精 8~10 次以上，之后可以停用其他避孕措施。当然，最好是经精液检查证实确实无精子后，再停用其他避孕措施。

定期复查　是确保手术效果的关键。在医生的建议下进行复查，确认输精管结扎的有效性，以确保安全的性生活。

夫妻积极沟通　对于夫妻双方来说，术后的性生活可能需要一些适应期。沟通和理解是关系和谐的关键，共同探讨性生活方式，以确保双方的满意度。

男性节育手术后的性生活恢复是一个渐进的过程，需要夫妻共同努力和理解。通过了解手术后的生理变化、遵循康复期的注意事项以及保持良好的沟通，夫妻可以更好地适应这一过程，确保性生活的顺利恢复。如果有任何不适或疑虑，建议及时向医生咨询，以获取专业的建议和支持。

（姜　辉）

6. 为什么会有**性欲**

性欲是人类生物学的基本特征之一，它驱使着个体寻求性满足，促进繁殖和保持个体的生存。性欲的存在涉及生理、心理和社会因素的复杂交互。

在科学的角度下，我们可以从多个层面解释为什么人会有性欲。

生理层面　性欲的生理基础主要与生殖系统和激素有关。人类在生物学层面的目标是生存和繁殖后代，而性欲是促使人类进行繁殖的一种生物学驱动力。雄激素或雌激素在性欲中发挥关键作用，它们通过影响生殖器官的发育和功能，调节个体的性欲水平。

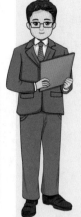

大脑　大脑是控制性欲的主要器官之一。大脑的下丘脑和大脑皮质区域在性欲的调节中发挥着关键作用。神经递质，如多巴胺、催产素等在大脑中的释放与性欲密切相关。

进化角度　从进化的角度看，具有较强性欲的个体更有可能参与性交、生育后代，从而将其基因传递给下一代。这种传递有助于保持种群的基因多样性，并在进化中选择适应环境的基因。

心理层面　心理因素在性欲中起到重要作用。情感、性觉醒和性偏好等方面的心理因素影响着个体对性的渴望和体验。

社会文化因素　社会文化对性欲的表达和满足方式有着深远的影响。每个文化都对性有其独特的规范和期望，这会影响个体对性的态度、行为和满足。社会的道德、法律和宗教观念也会在一定程度上调节性欲的表达和实践。

个体经验和情境　个体的性经验、性教育程度、健康状况以及情绪状态等因素都可以调节性欲的强度和表现形式。具体的情境和环境条件也可能触发或抑制性欲的表达。

性欲是人类生物学和心理学的复杂交互结果。从生物学的角度，性欲是为了促进生殖；从心理学和社会学的角度，性欲受到文化、教育、经验等多种因素的塑造。对性欲的理解有助于我们更全面地认识人类的生理和心理特征，从而更好地管理和满足这一基本的生理需求。

（杨宇卓　姜　辉）

7. 什么是夫妻**性生活**的合适频率

夫妻性生活频率是一个常见的话题，对于每对夫妻而言，找到合适的平衡是维持夫妻关系和健康的关键。性生活的频率受到个体差异、生理状况、情感关系、文化观念等多种因素的影响。根据专业医学观点，性生活频率并没有固定标准，因为每对夫妻都独特而不同。

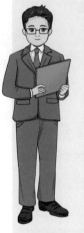

随着年龄的增加，性生活的频率应逐渐下降。在青壮年期每周 2~3 次，40~50 岁每周 1~2 次，50~60 岁每月 2~3 次，60 岁以上每月 1~2 次。当然，以上频率只是参考，实际性生活频率还应考虑以下因素。

生理因素　性生活频率受到生理因素的直接影响。年龄、身体健康状况、激素水平等都可能对性欲和性生活频率产生影响。年轻夫妻通常拥有较高的性欲，而随着年龄的增长，生理上的变化可能导致性欲减退。但这并不意味着夫妻间的性生活不再重要，而是需要找到合适的频率和方式。

心理因素　压力、焦虑、情感问题等心理因素都可能影响性欲和性生活频率。建立良好的情感基础对于夫妻关系的稳定和性生活的和谐至关重要。共同面

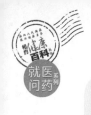

对生活中的压力，寻求专业的心理帮助，有助于维持性生活的
质量。

文化和社会因素　不同文化和社会背景对性生活有不同的期
望和态度。有些社会对于性生活持更为开放的态度，而有些则较
为保守。夫妻之间需要理解并尊重彼此的文化差异，以建立一个
舒适、安全的性生活环境。

沟通的重要性　夫妻之间的沟通是维持性生活和亲密关系的
关键。双方应该坦诚地表达对彼此的期望和需求，共同寻找适合
双方的性生活频率。了解伴侣的身体和心理状态，互相尊重和关
心，有助于建立更加稳固的夫妻关系。

性生活中重要的不仅是频率，性生活质量比频率更为重要。
夫妻之间的情感连接、关爱和尊重，以及性生活的满足度都是影
响亲密关系的重要因素。注重情感沟通、互相支持和理解，可能
比性生活频率本身更能提高幸福感。

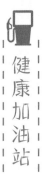

健康加油站

在夫妻关系中，性生活频率是一个个体差异很大
的问题。找到适合自己的频率是关系稳定和幸福的关
键。重要的是双方保持开放、诚实地沟通，理解并尊
重对方的需求，共同创造一个满足与和谐的性生活。
当然，如果夫妻双方中的任何一方感到任何不适或存
在健康问题，建议及时寻求专业医生和帮助。

（姜　辉）

8. 如何提高**性生活质量**

　　男性性生活质量对男性的整体生活幸福感和心理健康都有着重要的影响。男性性生活质量的提高除了生理方面的因素外，还涉及心理健康、生活方式等多种因素。

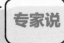

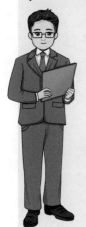

　　以下是关于男性如何提高性生活质量的相关建议，涵盖了健康饮食、适度运动、心理调适以及良好的性教育等方面。

　　健康饮食　良好的饮食习惯对男性性生活质量有着积极的影响。以下是一些饮食建议。

　　保持适宜的体重：体重过重或过轻都可能对性功能产生负面影响。保持适宜的体重有助于维持身体健康，提高性生活质量。

　　多摄入富含锌的食物：锌是男性生育系统中的重要元素，对于精子的形成和激素的分泌都起着关键作用。坚果、瘦肉、海鲜等食物都是良好的锌来源。

　　增加抗氧化物质的摄入：抗氧化物质有助于减少体内的氧化应激，有益于维护细胞健康。蔬菜、水果、坚果等食物富含抗氧化物质，有助于提高性生活质量。

　　适度运动　适度进行运动对维持心血管健康、促进血液循环、提高身体素质都有积极影响，从而对性生活产生正面影响。

身体健康　心理健康　生活方式

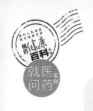

有氧运动：有氧运动，如快走、跑步、游泳，有助于提高心肺功能、增强耐力，同时有助于促进血液循环，改善性功能。

盆底肌锻炼：盆底肌的强壮对维持勃起功能和射精控制至关重要。进行盆底肌锻炼的方法主要为凯格尔运动，即有规律地向上提收肛门，然后放松。

适度的力量训练：有助于提高身体素质，增强体力，对于性生活的持久力和体能有正面影响。

心理调适与压力管理　心理健康对性生活的质量有着深远的影响。压力和焦虑可能直接影响到性欲和性能力。

学会放松技巧：通过深呼吸、冥想、温暖浴等方式学会放松，有助于缓解身体和心理的紧张感。

寻求心理辅导：如果遇到持续的焦虑、抑郁或其他心理问题，及时寻求专业的心理辅导是十分必要的。

保持良好的生活节奏：合理的工作和休息时间、良好的睡眠习惯都有助于维持身心健康，从而提高性生活质量。

良好的性教育和沟通

了解性知识：良好的性知识有助于解除性生活中的焦虑和误解，提高性生活的信心。

积极沟通：与伴侣保持积极的沟通，分享性需求和期望，增进情感联系，对于性生活的和谐至关重要。

尊重和理解：在性关系中，尊重和理解对于建立良好的性牛活至关重要。应避免施加过多的压力，保持开放、理解的态度。

定期体检和检测：定期的身体检查和相关检测有助于早发现并及时处理一些可能影响性功能的健康问题，如糖尿病、心血管疾病。

提高男性性生活质量需要综合考虑生活方式、心理健康和人际关系等多个方面。通过良好的生活习惯、积极的心态和与伴侣的坦诚沟通，男性可以更好地享受健康而充实的性生活。

（杨宇卓　姜　辉）

9. "一滴精，十滴血"
有道理吗

"一滴精，十滴血"这个说法在传统观念中广泛流传，被认为是男性在性行为中失去了巨大的能量。然而，这个说法并非科学事实，而是一种夸张的表达方式。

精液 血液 精气

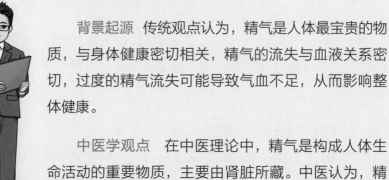

专家说 在科学上，男性的精液与血液之间没有这样的量化关系。因此这种说法没有道理。

背景起源 传统观点认为，精气是人体最宝贵的物质，与身体健康密切相关，精气的流失与血液关系密切，过度的精气流失可能导致气血不足，从而影响整体健康。

中医学观点 在中医理论中，精气是构成人体生命活动的重要物质，主要由肾脏所藏。中医认为，精气充足与否与人体的生长发育、免疫力、生殖能力等密切相关。因此，过度的性行为被认为可能导致精气亏损，进而对身体健康造成不利影响。

现代医学观点 在现代医学看来，"一滴精，十滴血"这个说法存在一定的夸张性和不科学性。精液是由精子和多种液体组成的复杂液体。精子只占精液的一小部分，其余主要是由前列腺液、精囊液和尿道球腺液等分泌物组成。这些成分主要为精子提供适宜的环境，保护和激活精子，促进其在生殖道中的移动。血液是人体中至关重要的液体，负责输送氧气和营养物质到各个组织和器官，同时将代谢废物运送至排泄器官。血液中包含红细胞、白细胞和血小板等，其主要功能是维持生命活动。精液和血液分别属于生殖系统和血液系统，这两个系统是相对独立又相互关联的，精液的排泄并不会直接导致血液的损失。

精气的现代理解 在现代医学中，精气可以被理解为人体内一种维持生理平衡的基本能量。这种能量的丧失与性行为并不是直接相关的。身体健康更多依赖于合理的生活方式、健康的饮食习惯、充足的睡眠以及适量的运动等。

性行为与健康　适度性行为是健康的。研究表明，适度的性行为有助于缓解压力、提高心理健康水平，还有助于维持免疫系统的正常功能。然而，过度的性行为，特别是在不适当的环境和情境下进行性生活，可能导致身体疲劳、神经系统负担过重等问题。

"一滴精，十滴血"这一说法在现代医学中并没有得到充分证实。合理的性行为是正常的生理活动，适度的性活动不会导致大量生命能量的损失。然而，过度的性行为可能带来一系列身体和心理问题。因此，保持适度的性生活，结合科学的生活方式，是维护身体健康的关键。

（姜　辉）

10. 中年男性为什么会出现
性欲下降

中年是男性生理和心理变化较为显著的阶段，表现之一就是性欲下降。中年男性性欲下降是相对常见的现象，这一现象可能受到多种因素的影响，而理解这些因素并采取适当的措施是关键。

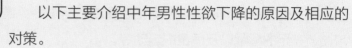

以下主要介绍中年男性性欲下降的原因及相应的对策。

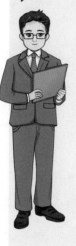

生理因素 雄激素对于维持正常的性欲和性功能至关重要。随着年龄的增长，男性体内激素水平逐渐下降。中年男性可能经历雄激素水平的递减，从而导致性欲下降。这是一种自然的生理过程，但可以通过定期体检和医学干预来监测和调整激素水平。

健康问题 一些疾病可能直接或间接地导致性欲下降，如糖尿病、心血管疾病、高血压。这些慢性病可能影响血液流通，损害神经系统，从而影响性功能。维持健康的生活方式，保证合理饮食、适度锻炼和定期体检，有助于预防和管理这些潜在的健康问题。

药物治疗 一些药物可能对性欲产生负面影响，如抗抑郁药、降压药以及一些激素。在这种情况下，患者应该与医生沟通，寻求合适的替代药物或治疗方案。同时，医生可以调整药物剂量或监测患者的反应，以最大程度地减少性欲下降的风险。

心理因素 中年男性在事业、家庭和社会压力下可能更容易感到焦虑和疲劳，这些心理因素是导致性欲下降的常见原因。寻求专业的心理帮助，如心理咨询或心理治疗，有助于缓解压力、焦虑和抑郁，从而提升性欲。

关键词
雄激素 心理因素 生活习惯 人际关系

不良生活习惯　不健康的生活方式，包括不规律的饮食、缺乏运动、过度饮酒和吸烟，都可能对中年男性的性欲产生负面影响。改善生活方式，采取健康的饮食习惯、适度锻炼、戒烟限酒，有助于提升整体健康水平和性欲。

　　人际关系　沟通不畅、夫妻矛盾等问题可能影响性生活的和谐。建议夫妻共同面对问题，寻求专业帮助，改善沟通，增进互信，从而促进健康的性生活。

　　通过采取健康的生活方式、及时处理慢性病、保持良好的心理健康，中年男性可以更好地维持性欲和性功能，提高性生活质量。如果男性在性生活方面遇到问题，建议及时咨询专业医生，以获取正确的诊断和治疗建议。

（杨宇卓　姜　辉）

11. 什么是勃起功能障碍

　　勃起功能障碍（ED），俗称"阳痿"，是男性性功能障碍的一种，其特征在于男性在性行为期间无法勃起或维持勃起，难以获得满意的性生活。目前勃起功能障碍是男性常见的疾病之一，给男性精神上造成了巨大伤害，容易导致男性自卑、焦虑、抑郁等。

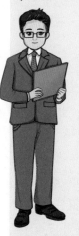

勃起功能障碍的危险因素众多，主要包括以下几个方面。

年龄　目前普遍认为随着年龄增长，发生勃起功能障碍的可能性增大。

基础疾病　患有心血管疾病、高血压、糖尿病，高脂血症和肥胖是勃起功能障碍的危险因素。勃起功能障碍是全身动脉粥样硬化最初的临床表现，可作为动脉粥样硬化早期筛查的预警因子，通常先于冠心病、卒中、周围动脉疾病发生，对于预测中青年男性患者的心血管疾病预后价值较高。

内分泌疾病　包括垂体功能减退、性腺功能减退、肾上腺疾病、甲状腺功能亢进、甲状腺功能减退等。

神经系统疾病　如多发性硬化、脱髓鞘病变等。

泌尿生殖系统疾病　阴茎海绵体硬结症、泌尿系感染等。

精神心理因素　与精神分裂症、抑郁症本身及其治疗药物有关。很多抑郁症患者对性生活的兴趣降低。

药物因素　如利尿药（螺内酯等）、降压药（可乐定、利血平、β受体阻滞剂）、抗抑郁药、H_2受体拮抗剂（西咪替丁）、激素及相关药物（雌激素、黄体酮、皮质激素等）、细胞毒类药物（环磷酰胺、甲氨蝶呤等）、非甾体抗炎药。

不良生活方式　吸烟是勃起功能障碍的独立危险因子。

外伤、手术等 任何损害阴茎神经支配和血液供应的外伤、手术或其他医源性因素都可能导致勃起功能障碍，如脊髓损伤、骨盆骨折合并尿道损伤、前列腺癌根治术后、腹膜后淋巴结清扫术后。

勃起功能障碍是一个复杂的问题，可能由多种生理因素和心理因素引起。及时的诊断和治疗对患者的生活质量至关重要。

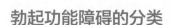

健康加油站

勃起功能障碍的分类

器质性 因血管、神经、激素或海绵体系统的异常或损伤所致。

心理性 因勃起机制的中枢水平抑制而非器质性损伤引起，如压制性性教育、性创伤史、性教育缺乏、压抑或焦虑。

混合性 同时存在器质性因素和心理性因素。

勃起功能障碍的主要治疗方法

基础治疗 处理风险因素、调整不良生活方式、性生活教育等。

心理治疗 包括认知行为疗法等，有助于缓解焦虑、抑郁等心理问题。

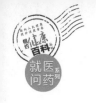

药物治疗 包括 5- 磷酸二酯酶抑制剂、睾酮替代疗法等。

物理治疗 负压助勃、低能量冲击波以及阴茎海绵体注射等治疗常用于药物治疗无效的患者。

阴茎假体植入 适用于器质性勃起功能障碍的患者或其他方法治疗无效的勃起功能障碍患者，在国内接受阴茎海绵体植入术的患者目前尚少。

（杨宇卓 姜 辉）

12. 如何判断**早泄**

关于早泄（PE），不同国家有不同的定义。我国定义早泄主要包括以下三方面：从初次性交开始，阴道内射精潜伏时间（即阴茎插入阴道到完成射精的时间）经常少于 1 分钟；总是或者几乎不能自主控制和延迟射精；性生活使男性产生消极的情绪，如紧张、忧虑、挫折感、自卑感，或者对性产生抵触情绪。

有数据显示，我国男性性交平均时间为 2~10 分钟，中位数为 5~6 分钟，需要注意的是，在 3~6 个月或更长时间的规律性生活中存在射精时间过短现象，才考虑早泄。很多人在第一次性生活时由于过度紧张、

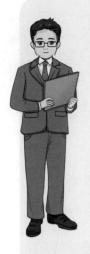

缺乏经验等原因出现射精过快则不必过分担心，应积极沟通，不要过度增加男性的心理压力，导致男性产生消极情绪，不利于正常性生活。

关于早泄的评估主要在于性交时间。男性可以自行记录性交的持续时间，以帮助判断是否存在早泄问题。当然，个体对性生活的满意度也是判断早泄的重要因素之一。因为个体差异较大，性交时间长短取决于个人和伴侣的期望。如果个体或伴侣对性交时间不满意，且这种情况频繁发生，就可以前往正规医院咨询。

早泄的原因主要有生理因素、心理因素以及性经验不足三方面。

生理因素　主要包括阴茎神经过度敏感及激素水平异常等。

心理原因　性交前的紧张、焦虑情绪可能导致早泄。

性经验不足　缺乏性经验或性知识不足可能是早泄的原因之一。

早泄是一种常见的男性性功能障碍，对患者的生活质量和心理健康产生负面影响。及早发现并采取有效的治疗措施，有助于改善症状，并提高性生活质量。如果怀疑自己存在早泄问题，也不必担心，应及时就医寻求专业帮助。经过正规的治疗后，大多数早泄患者可以得到明显改善。

关键词

性功能障碍　阴道内射精潜伏时间　性交时间

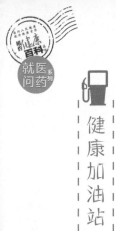
早泄的主要治疗方法

药物治疗　包括局部涂抹药物、口服药物等。

行为疗法　如性治疗、性技巧训练，可帮助患者更好地控制射精时间。

心理治疗　对于由心理因素引起的早泄，心理治疗可能是有效的，如认知行为疗法、情绪调节。

生活方式改变　如减少焦虑、戒烟、戒酒、增加运动、改善饮食，有助于改善早泄症状。

（姜　辉）

13. 性生活时不能**射精**
是怎么回事

男性在性生活时不能射精是一种性功能障碍，这种情况被称为"不射精症"。这不仅可能影响个体的性生活质量，对心理健康产生影响，长期无精液射出还会导致男性不育症，影响男性生育力。

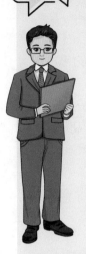

　　不射精症的具体定义是指阴茎能正常勃起和性交，但是不能射出精液，或是在其他情况下可射出精液，而在阴道内不射精，因此无法达到性高潮和获得性快感，属于男性性功能障碍中射精障碍的一种，是男性不育的原因之一。

　　不射精症病因主要包括功能性和器质性两方面，前者较多见，占不射精症的 90%，后者少见。

功能性因素

　　精神心理因素　该因素为常见原因。例如对配偶不满意、夫妻关系不协调、思想压力大、性生活环境不佳，都会导致男方对性生活采取克制态度，长期发展就会引发不射精症。

　　性知识缺乏　夫妻双方缺乏性知识，不知道如何性交，或者对性行为有恐惧心理，不能达到射精的阈值，进而导致不射精症。

　　手淫过度、性疲劳　长期过度手淫者可能引起不射精症。手淫时的性刺激强度多超过性交时的强度，在正常性生活中，达不到射精所需要的阈值。另外，长期频繁手淫容易造成脊髓射精中枢功能紊乱，引发不射精症。

器质性因素

　　神经系统病变与损伤　如大脑侧叶病变、脊髓损伤、传导神经障碍。大脑侧叶病变时，性欲虽正常，但性交不能射精。

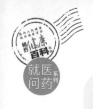

　　医源性因素　在进行恶性肿瘤直肠切除术、胸腰交感神经切除术等外科手术的时候，一旦损伤了神经，则有可能导致不射精症。

　　泌尿生殖系统局部病变　如包茎或伴有包皮口狭窄的包皮过长、阴茎外伤、严重尿道下裂。

　　内分泌系统疾病　糖尿病、垂体功能减退、甲状腺功能亢进等可引起射精障碍。

　　药物性因素及其他　降压药、镇静药或肾上腺素受体阻滞剂等，以及长期酗酒或吸食毒品，都可能诱发不射精症。

　　性生活中不能射精是一种常见的性功能障碍，它可能导致男性不育，还会对夫妻感情产生不良影响。不射精症由多种生理和心理因素引起，及时寻求专业帮助，了解问题的根本原因，并采取适当的治疗措施，对男性生殖健康和心理健康都具有积极意义。

（杨宇卓　姜　辉）

14. 为什么**精液**中有**血**

　　精液中出现血液常引起男性的担忧，在临床上称为血精或血精症。正常的精液呈乳白色或灰白色，如排出的精液外观呈粉红色、红色、棕红色或带有血丝、血块，显微镜下涂片可见较多红细胞，则称为血精，可分为肉眼血精和镜下血精。

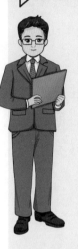

血精是男科临床常见症状之一，青年及中老年均可发生，常见于 40 岁以下青壮年，具有自发性、短暂性及自愈性特点，部分患者反复发作，经久不愈，发展成顽固性血精。

血精的病因复杂多样。根据不同的病因及发病机制可以分为偶发性血精、复发性血精和顽固性血精。

偶发性血精　患者没有明显的病理性因素，仅由于过度手淫或长时间禁欲后剧烈性交偶然诱发。过度饮酒或进食辛辣食物后的剧烈性活动或过度性刺激后性交中断，也可诱发血精。这类情况常导致精囊和前列腺过度充血，诱发精囊内毛细血管破裂出血，发生血精。

复发性血精和顽固性血精　常由于局部及全身病理性因素导致。常见病理性因素包括炎症与感染、结石、囊性病变、梗阻、肿瘤、血管异常、创伤、医源性损伤和全身性疾病等。在上述病理性因素的影响下，性交达到高潮时，强烈的神经冲动会促使平滑肌猛烈收缩，引起精囊内压力显著增高，精囊壁上分布的菲薄毛细血管壁便容易破裂出血，从而出现血精。

偶发血精基本不会对身体造成伤害，主要是对男性心理上的影响，使其恐惧、害怕。青年人血精多因为精囊炎症性疾病所致，大可不必惊慌，绝大多数的血精会自然消退。

关键词

血精　过度充血

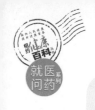

但以下情况应格外注意。如果因心血管疾病正在服用抗凝药，且身体其他部位也有异常出血，应该调整用药；如果血精伴有尿急、尿频、尿痛等异常，可能是泌尿系统感染所致，应及时治疗；40 岁以上患者经常出现血精应警惕恶性肿瘤。另外，轻度血精一般不影响精液质量，严重血精则会影响精液的理化性质，影响精子运动，特别是感染性血精，可能严重影响精液质量，从而造成不育。

精液中有血可能由多种生理或病理因素引起。在发现血精症的情况下，及时就医是至关重要的。希望广大男性朋友能够正确认识这种现象，不要过分慌张，及时就医，以免延误病情。

（姜　辉）

15. 什么是**性心理障碍**

性心理障碍是指满足性欲的心理以及行为方式或对象明显偏离正常，可能表现为性欲减退，无法进行正常性生活，或是以性偏离作为性兴奋、性满足的主要或唯一方式。此类精神障碍患者的一般精神活动并无其他明显异常。

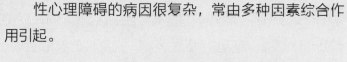

性心理障碍的病因很复杂，常由多种因素综合作用引起。

生物因素　基因异常或颞叶病变、酒精中毒、精神分裂症、精神发育迟滞，可伴发性心理障碍。

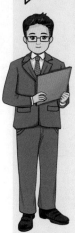

心理因素　性心理障碍被认为是正常发育过程中异性恋发展遭受失败的结果，或是后天习得的行为模式。

社会因素　家庭成员的观念行为、养育态度、养育方式和养育条件，对孩子的性生理和性欲、性心理发育、性观念的形成影响很大。

常见性心理障碍如下。

性身份障碍　从心理上否定自己的性别，认为自己的性别与外生殖器的性相反，而要求变换生理的性别特征。

性欲望障碍　性欲望减退或缺乏性欲望是一种常见的性心理障碍。个体可能对性活动失去兴趣，或者无法感受到性欲望。

性取向问题　个体可能对自己的性取向感到困惑或不适，这可能涉及同性恋、双性恋、异性恋等不同的性取向。

性偏好障碍　主要有窥阴症、露阴症、恋物症、性虐待症。

其他性心理障碍　如性洁癖、性恐惧。

关键词

性身份障碍　性欲望障碍　性偏好障碍

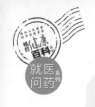

性心理障碍的主要治疗方法为性教育与心理治疗。性教育可以帮助个体了解性健康知识，提高对性的认识和理解。心理治疗可以帮助个体解决心理因素引起的问题，提高性自信和性满意度。

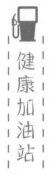

性心理障碍的心理治疗

心理教育　了解性解剖学、性行为，可以增强个人能力并帮助减少焦虑。专业的心理医生会为患者推荐阅读材料等，以便患者更多地了解自己的身体、性障碍及其相关问题。

行为疗法　包括各种旨在提高性满意度和性功能的治疗技术和练习。行为疗法可以包括锻炼、性刺激技术等。

认知行为疗法　认知行为疗法建立于"思想、信念和感知会影响我们对事件的感受和相应行为"的基本理念上，通过改变患者的不良认知方式而达到治疗目的。许多基于认知行为疗法的性障碍治疗方法侧重于正念、减少焦虑和修正消极或扭曲的思想。

针对性心理障碍的治疗需要综合考虑个体的生理、心理和社会环境因素，以及个体对性的态度和价值观。通过综合治疗，可以帮助改善其性满意度，改变其性观念，提高生活质量和个人关系的稳定性。

（姜　辉）

二

其他泌尿生殖系统
常见健康问题

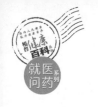

16. 如何看**精液化验单**

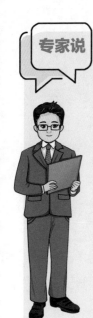

在男性生育健康的评估中，精液常规检查是一个非常重要的工具，提供了生育力和生殖系统健康的关键信息。通过精液常规检查，男性可以更好地了解自己的生育状况。然而，对于一般男性来说，面对精液化验单可能感到困惑，究竟应该如何看精液化验单呢？

专家说

精液常规检查一般包括精液外观、精液量、pH、精子浓度、精子活力等多个指标。这些指标反映了男性生育系统的健康状况，通过了解这些内容，男性可以更全面地了解自身的生育力。

精液外观 精液外观包括精液的颜色和透明度。正常的精液通常透明度适中，液化后呈均质、灰白色或乳白色的外观。长时间未排精的男性精液可略显浅黄色。黄色或棕色脓性精液见于精囊炎或前列腺炎等疾病；鲜红色或暗红色精液俗称血精，见于精囊腺和前列腺炎症、结核、结石或肿瘤等疾病。

精液液化时间 健康人精液射出后呈胶冻状，精液由胶冻状转变为像水一样的流动状，所需时间被称为精液液化时间。室温下，精液离体后 5~10 分钟开始液化，通常 30 分钟完全液化。超过 30 分钟就称为不完全液化，超过 60 分钟就称为不液化。精液液化异常多见于前列腺炎导致的纤溶酶分泌减少，可抑制精子活动力，影响生育力。

精液黏稠度　是指精液完全液化后的黏度。正常精液刚排出时黏稠度高，在纤溶酶作用下自行液化，黏稠度降低，拉丝实验拉丝长度小于 2cm。黏稠度降低见于先天性无精囊腺、精子浓度过低或无精子、精囊液流出管道阻塞，黏稠度增高则多见于附睾炎、前列腺炎等。

精液量　指的是男性一次排出全部精液的总量，正常一般是 1.5~6mL。精液量少于 1.5mL 排除精液丢失或禁欲时间过短等因素后病理性见于雄激素分泌不足、副性腺感染、逆行射精等；精液量超过 6.0mL 常见于附属腺功能亢进，也可见于禁欲时间过长者。

精液 pH　指的是精液酸碱度，主要反映由精囊腺分泌的碱性液体和由前列腺分泌的酸性液体之间的平衡情况，即精子生活的外部环境，过高或过低都会影响精子生存，正常 pH 为 7.2~8.0。pH<7.2 见于输精管阻塞、射精管和精囊腺缺如或发育不良；pH>8.0 常见于急性前列腺炎、精囊炎或附睾炎等。

精子计数　有精子浓度和精子总数两种指标。一种是指计数单位体积内的精子数量，即精子浓度。另一种是精子总数，即精子浓度乘以本次的精液量。正常的精子浓度大于 $15×10^6$ 个 / mL，精子总数应大于 $39×10^6$ 个，如果精子浓度或精子总数 2 次及以上低于参考值，则考虑少精症。男性出现少精症与很多原因有关，常见于生殖系统炎症、环境因素、长期不健康生活方式或染色体异常等。

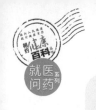

精子活力　与妊娠密切相关。临床中主要关注精子前向运动率（PR）。正常男性 PR 参考下限为 32%。临床上会把精子活力分为运动活跃型（PR）、非运动活跃型（NP）、完全不动型（IM）三个等级。PR 指精子主动地呈直线或沿一大圆周运动，不管其速度如何；NP 指所有其他非前向运动的形式；IM 指精子完全不动。精子活力低下常见于精索静脉曲张、生殖系统非特异性感染等情况。

精子畸形率　正常形态精子被认为是有受精潜能的精子，正常男性精子正常形态率 ≥ 4%。精子畸形率高受多种因素影响，很多人看到精液检查报告单上精子畸形率异常就会很紧张，但是高畸形率不代表没有生育的可能性。出现精子畸形率高要前往正规医院就诊，根据不同情况进行不同处理。

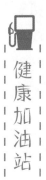

健康加油站

　　理解精液化验单上出现的这些指标后，男性可以自己更好地了解自己的生育健康状况。当然，相关指标会随身体状况的波动而波动，一次精液检查有问题并不能说明生育力异常，需要多次复查。如果其中的任何一个方面仍存在异常，建议及时咨询医生以获取专业建议。

（张　凯）

17. 如何预防**前列腺炎**

前列腺炎是一种常见的男性生殖系统疾病，给患者带来不适和烦恼。预防前列腺炎有利于维护男性生殖健康，其关键在于保持良好的生活习惯。

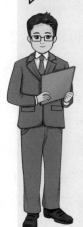

以下是有效预防前列腺炎的措施，可以帮助中青年男性提高对前列腺炎的防范意识。

保持规律的性生活　规律的性生活有助于促进前列腺液的排泄，减少前列腺液淤积的可能性。长时间不排精可能导致前列腺液潴留，增加感染的风险，保持适度性活动对于预防前列腺炎非常重要。

避免久坐不动　久坐容易导致盆腔充血，增加前列腺炎的发生率。为预防前列腺炎，男性应该避免久坐不动，定期站起来活动，保持良好的血液循环。

保持水分摄入，避免憋尿　饮水量足够，保持尿液通畅，避免憋尿，有助于冲洗尿道，减少细菌滋生，降低前列腺炎的发生率。

保持良好的个人卫生习惯　勤换内裤，注意保持外生殖器区域，尤其是包皮和阴茎的清洁，可以避免细菌滋生，减少前列腺炎的发生。

生活习惯　定期体检　及时就医

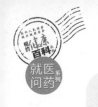

保持规律运动　积极的生活方式对预防前列腺炎至关重要。适度而规律的体育锻炼有助于促进血液循环，增强免疫力，减轻身体疲劳感，从而减少前列腺炎的发病风险。常见的有氧运动，如快走、慢跑、游泳，都是不错的选择。

均衡饮食　保持健康的饮食对预防前列腺炎非常重要。合理搭配营养，多食用蔬菜、水果、全谷类、健康蛋白质（如鱼肉、豆类、家禽肉）等，减少饱和脂肪和高糖食品的摄入。另外，注意补充足够的维生素和矿物质，一些富含锌、维生素 E 的食物，对于前列腺健康非常有益。

戒烟戒酒　烟草和酒精对前列腺健康都有一定的不良影响。研究表明，吸烟和过量饮酒与前列腺炎的发病率有关。因此，戒烟戒酒对于维护前列腺健康至关重要。

通过采取上述预防措施，男性可以有效降低前列腺炎的发生风险，维护生殖系统健康。同时，定期进行体检，及时发现和治疗潜在问题，对于保障男性生殖系统的正常功能至关重要。综合采取多方面的预防措施，男性可以更好地远离前列腺炎的困扰，过上更加健康的生活。如果出现尿频、尿急、尿痛、会阴不适等症状，应及时就医，以免延误病情。

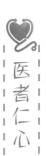

"泌尿外科之父" 吴阶平院士的故事

吴阶平（1917—2011），江苏常州人，我国著名的医学科学家、医学教育家、泌尿外科专家和社会活动家、九三学社的杰出领导人，中国科学院、中国工程院资深院士。

　　吴阶平院士生于战乱年代，但父亲思想开明、务实，他从小耳濡目染，立志要到协和医学院学习，以后成为一名好医生。1933 年，16 岁的吴阶平考入燕京大学医预科，从此开始了他传奇的医学生涯。1936 年，19 岁的吴阶平考入协和医学院。1942 年底，吴阶平从协和医学院毕业之时，在世界著名的华裔泌尿科专家谢元甫教授的引导下，开始对泌尿外科产生兴趣。1947 年，吴阶平来到美国芝加哥大学进修，导师赫金斯教授是现代肿瘤内分泌治疗的奠基人，诺贝尔奖获得者。面对优厚的待遇和优越的教学与科研条件，吴阶平毅然谢绝了导师的邀请，于 1948 年回到祖国。

　　中华人民共和国成立后，吴阶平历任北京医学院副教授、教授，北京第二医学院（现首都医科大学）筹备处主任、院长，中国医学科学院院长，中国协和医科大学校长，清华大学医学院院长，中华医学会会长，中国科学技术协会副主席、名誉主席。

　　吴阶平院士是享誉海内外的医学家、中华人民共和国泌尿外科创始人。1949 年，他在北京医学院第一附属医院的外科病房中，以 3 张病床专门收治泌尿外科患者，中华人民共和国的泌尿外科事业由此正式起步。此后，他又协助协和医学院重建泌尿外科，在北京医院正式成立独立、完整的泌尿外科，协助北京友谊医院建设泌尿外科，积极推动我国泌尿外科事业发展。

　　吴阶平院士毕生致力于泌尿外科医学研究，硕果累累。他在国内外首先发现"肾结核对侧肾积水"，使过

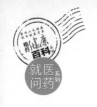

去一直被认为不可救治的患者得到正确救治，挽救了成千上万患者的生命；他首先确定肾上腺髓质增生病，并确认其为独立的临床疾病，获得国际医学界承认并给予很高评价；他发明的输精管结扎术中灌注远端精道的技术，使手术即时产生避孕效果，获得极大的社会效益；他的关于肾切除后留存肾代偿性增长的研究，纠正了对肾切除长期存在的不全面认识。他建立了泌尿外科研究所，创办《中华泌尿外科》杂志并建立泌尿外科学会，推动了我国泌尿外科专业理论研究和学术交流工作。

吴阶平院士是著名的医学教育家。他认为改变我国医疗卫生的落后状况是一项浩大的工程，需要几代医学人的共同努力。他在从医几十年的漫长岁月中，为我国的医学教育事业付出了大量心血。1955 年，他在北京医院开始培养研究生。在北京第二医学院工作期间，他坚持基础教学与临床实践相结合，使当时基础薄弱的北京第二医学院从一开始就走了一条新路。他与施锡恩教授合著的《泌尿外科学》，是中华人民共和国第一部自己的泌尿外科专业参考书。他在教育实践中不仅重视教书，而且重视育人。他的一系列谈医生成长的文章，总结自己的亲身经验，以生动的语言和富于哲理的论述，不但告诉学生如何从医，而且告诉学生如何做人。他提出医生的三项标准：高尚的医德、精湛的医术、艺术的服务；他提倡的四种精神：献身、创新、求实、协作。从他担任院校长的医学院校走出来的一届又一届毕业生薪火相传，成为发展我国医学事业的骨干和中坚力量。

（张　凯）

18. 什么是**前列腺增生**

前列腺位于膀胱颈下方，包绕后尿道，正常大小如板栗，约 2cm×3cm×4cm，是男性最大的附属腺体。良性前列腺增生通常随着年龄的增长而出现，是老年男性常见疾病之一。前列腺增生是指前列腺移行带增生导致泌尿系梗阻，从而出现一系列病理生理改变及临床症状。

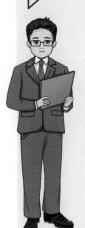

前列腺增生的原因并不完全清楚，但与男性激素水平和年龄密切相关。正常男性在雄激素的作用下，前列腺会有不同程度的增生，整个过程随着年龄的增长而进展，但很多人不会出现临床症状。随着年龄增长，增生的前列腺可能给男性带来尿频、尿急或排尿困难等下尿路症状，这时就需要积极干预。

前列腺增生早期主要表现为储尿期症状，即尿频、尿急、夜尿增多等，随着时间的推移，膀胱功能失代偿，表现为排尿等待、排尿时间长、排尿费力、尿线变细、分叉、淋漓不尽，严重的还可能出现尿潴留。另外，前列腺增生长期不治疗容易合并血尿、反复的泌尿系感染、膀胱结石、肾功能不全，诱发腹股沟疝。

前列腺增生的治疗方法主要分为保守药物治疗和手术治疗两种。保守药物治疗包括 α_1 受体阻滞剂、

尿频　尿急　排尿费力

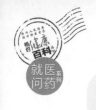

5α- 还原酶抑制剂等，主要是针对症状较轻、前列腺较小、疾病对患者生活质量影响较小或不能耐受手术的患者。对于大部分前列腺增生患者，可能需要手术治疗。随着科学技术的发展，经尿道手术已经成为治疗良性前列腺增生的主流手术方式，目前经尿道前列腺激光剜除术已经成为国内外治疗前列腺增生的首选方法，具有无手术切口、创伤小、出血少、效果好、恢复快等优点。

健康加油站

对于良性前列腺增生患者，应该注意以下几个方面。

正确认识良性前列腺增生　是老年男性的常见病，不必有思想压力。

日常习惯　平时应注意养成及时饮水，不憋尿的习惯。避免着凉、感冒，以免加重病情。

避免压迫前列腺　避免久坐和长时间骑自行车，以免长时间压迫前列腺，导致症状加重。

注意饮食　日常饮食中应避免进食辛辣食物及发物，如辣椒、海鲜，戒烟酒。

性生活　避免性生活过频、时间过长，也不宜长期忍精不射。

（张　凯）

19. 为什么**前列腺炎**患者不宜饮酒

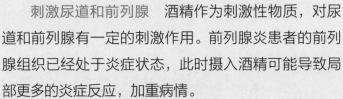

关键词

炎症反应 尿频 尿急

前列腺炎是男性生殖系统中一种常见的炎症性疾病，通常由于感染引起。它可能导致盆腔疼痛、排尿困难、尿频等症状。患有前列腺炎的患者饮酒可能加重症状。

专家说

前列腺炎患者不宜饮酒主要有以下原因。

刺激尿道和前列腺　酒精作为刺激性物质，对尿道和前列腺有一定的刺激作用。前列腺炎患者的前列腺组织已经处于炎症状态，此时摄入酒精可能导致局部更多的炎症反应，加重病情。

影响免疫系统　过量饮酒可能对免疫系统产生负面影响。前列腺炎是一种与免疫系统有关的疾病，酒精的摄入可能削弱免疫功能，使患者更容易感染，延长炎症的持续时间。

加重尿路症状　酒精具有利尿作用，会增加尿频、尿急等尿路症状，这对于前列腺炎患者来说可能是不利的。

影响药物治疗效果　前列腺炎患者通常需要长期药物治疗，而酒精可能与一些药物发生相互作用，影

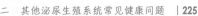

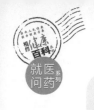

响药物的吸收、代谢和排泄，从而影响治疗效果。

诱发其他并发症　过量饮酒可能导致身体其他系统的问题，如肝功能损害、心血管疾病。这些并发症可能使前列腺炎患者的全身健康状况进一步恶化。

对于前列腺炎患者而言，保持良好的生活习惯和饮食习惯尤为重要，戒酒限酒是其中之一。患者应该遵循医生的建议，合理安排饮食，避免过度摄入刺激性食物和饮料，以有助于缓解症状，促进康复。

（张　凯）

20. 如何自己进行
阴囊查体

阴囊是男性外阴部下垂的囊状物，是位于阴茎后面的一个皮囊，有色素沉着，薄而柔软，中间的隔障将阴囊分为左右两室，内有睾丸、附睾、精索、输精管等。阴囊上有很多皱褶，能收缩和扩张。阴囊可以容纳和保护睾丸，并帮助维持最适合精子产生的睾丸温度。

专家说

阴囊的结构

睾丸 阴囊内包含两个睾丸，是男性生殖系统的关键组成部分，负责生产精子和激素。

附睾 位于睾丸上方的一段细长的结构，主要负责储存和输送精子。

输精管 输精管贯穿附睾，将成熟的精子从睾丸输送至射精时的储存区域。

阴囊皮肤 阴囊表面覆盖着柔软的皮肤，具有较丰富的血管和神经，起到保护和感知的作用。

自我查体

男性可以通过自我查体来初步判断包括阴囊感染、阴囊湿疹、精索静脉曲张、鞘膜积液、隐睾等疾病。

阴囊感染 男性常见的生殖系统感染之一，多由尿道炎、精囊炎、前列腺炎等蔓延所致。阴囊感染主要表现为疼痛、肿胀、皮肤发红、发热等。

阴囊湿疹 一种常见的皮肤炎症，多表现为瘙痒、红肿、水疱等症状；可能是由于阴囊部位潮湿、过敏、免疫力低下等多种因素引起。

精索静脉曲张 指精索内的静脉因流量增大或

关键词

睾丸 附睾 精索 输精管

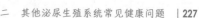

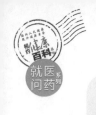

回流不畅等原因而膨胀、扭曲的现象，多发生于左侧，也可累及右侧；患者表现为阴囊肿胀、坠胀感、疼痛等不适。

鞘膜积液　指睾丸鞘膜内的液体异常积聚，形成囊肿的现象。鞘膜积液通常是无症状的，但可能表现为阴囊肿胀、疼痛等不适。

隐睾　指睾丸未能按照正常发育过程从腰部腹膜后下降至阴囊，通常表现为出生后单侧或双侧睾丸未降至阴囊，留在腹腔或腹股沟管内。睾丸成功进入阴囊对生育至关重要。

当男性发现阴囊有肿块、异物或两侧差别较大等异常情况时，或者出现以上几种疾病的相关症状时，应该及时就医，做进一步检查，以便得到准确的诊断和治疗。

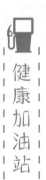

健康加油站

阴囊的主要功能

调节温度　阴囊具有重要的温度调节功能，以维持睾丸的正常生理环境。通过丰富的汗腺、松弛的皮肤及精索等特殊结构来增强局部散热能力，为睾丸提供一个温度适宜的环境，以保证睾丸功能的正常发挥并促进精子的生成。

当环境温度较低时，阴囊会收缩并提拉靠近腹部以保持热量；当环境温度较高时，阴囊会松弛并伸展以增加散热，保持睾丸温度稳定；同时阴囊上丰富的汗腺分泌汗液，可以增加散热，使囊腔内温度下降至适宜温度。

缓冲作用 阴囊具有缓解外界机械性撞击的作用，对于内部的睾丸起到保护作用，为精子的产生提供重要条件。

（张　凯）

第六章

皮肤和骨科相关疾病

皮肤
相关疾病

1. 日常应该如何护理**头发**

浓密有光泽且清洁的头发，再加上适宜的发型，可以凸显一个人的形象和气质，正确的护理方法是保持头发健康的关键之一。

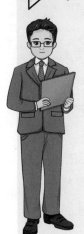

头发从头皮毛囊中长出，由相互紧密联系的已死亡的角质形成细胞组成，即头发没有生命。因此我们在修剪头发的时候并不会感到疼痛，也不会出血，同时头发在受损后也没有自我修复能力。生活中许多因素都会对头发造成或多或少的损害，正确护理头发的第一步就是避免各种损害因素。

日常存在很多对头发可造成损害的理化因素。

过度日光照射　紫外线可使头发的主要组成成分——角蛋白，发生变性降解，也可使头发中的黑色素发生氧化，最终使头发变得枯黄、毛糙。

高温　使用卷发棒、直发夹等将温度设置过高时，头发中的角蛋白会发生变性，此时可闻及烧羽毛的味道，头发容易断裂。

环境湿度过高或过低　发丝中的水分随环境湿度发生变化，摩擦力增加，抗张强度降低，头发容易变得毛糙、易断裂。

烫染　烫发和染发过程中均会使用化学药水，对维持发丝强度的化学键，尤其是二硫键产生直接损伤，如果烫染技术不当或使用劣质的美发产品、烫染过于频繁等，均可对头发造成严重损害。

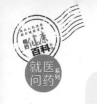

　　因此，我们应注意户外时戴帽子、头巾等防止过度紫外线照射；使用卷发棒、直发夹时温度控制在 180℃ 以下；处于湿度过高或过低环境时应避免梳理或摩擦头发；使用合格的烫染产品并正确操作，烫染避免过于频繁，最好间隔 3 个月以上。

　　其实，梳理头发的过程中，梳齿和发丝间有一定的摩擦，头发干燥受损以及潮湿时摩擦力增大，频繁梳理会进一步加重损伤。因此建议选择梳齿宽度适宜、表面光滑的梳子。"每日梳头100 下"的做法并不值得推荐，梳头不仅不会防脱生发，反而因为反复摩擦给头发带来损伤，直接破坏毛鳞片。

　　洗发也常有误区。民间有"出油多导致脱发"的说法，很多人为了防脱而产生过度清洁控油的错误做法。头皮中有较多的皮脂腺，开口在毛囊中。皮脂腺的职责是分泌皮脂，滋润头发和头皮，也可帮助头皮抵抗细菌、真菌等致病微生物的入侵。皮脂对于维护头皮和头发健康不可或缺，清洁过度不但会去除皮脂，还会直接破坏头皮和发丝中的脂质成分，对头皮屏障和发丝产生损伤，出现头皮干燥、脱屑，头发干枯、断裂等情况。但长时间不洗头，过多的油脂和污物沉积在头皮上，微生物过度繁殖，也可引发头皮屑、脂溢性皮炎、头皮感染等疾病，并产生异味。

　　因此，应根据自己的发质选择相应的洗发剂和洗发频率。如果洗发后头发和头皮都得到清洁，同时不会感到干燥或者油腻不适，没有瘙痒或脱屑，就说明洗发水是适合自己的。受损严重的头发，尤其是长发，在洗发后推荐使用护发产品，如护发素、发膜、护发精油，这些产品可以在一定程度上修复发丝的损伤，使毛鳞片平整，毛发便会更加滋润、有光泽。

中国男性以短发为主，长度多在 10cm 以内，故而环境的损伤经常被忽视，因为受损发丝很快就会被修剪掉。但有很多男士处于亚健康状态，使头发从毛囊中产生时就存在异常。长期的生活不规律、睡眠不足、营养不均衡、紧张焦虑等因素，可导致脱发增加、白发产生、头发枯黄且无光泽等。因此，需要注意及时纾解压力，保持良好的心情和规律的作息，合理饮食，保证营养，坚持适度运动，头发护理也应内外兼顾。

（杨淑霞）

2. 如何摆脱**头皮屑**的困扰

人们常说的"头皮屑"是指在头皮和头发上存在小片的白色皮屑，头皮无明显皮疹或红斑，无或有轻度头皮瘙痒。头皮屑是表皮角质形成细胞增生和脱落异常引起的。

专家说

正常情况下，人的皮肤每天都会进行新陈代谢，老的表皮角质形成细胞从角质层的最外层脱落，这些脱落的细胞相互分离，单个或数个相连脱落，肉眼不可见。但当皮肤受到炎症干扰时，表皮角质形成细胞

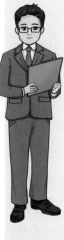

的新陈代谢被打乱，出现过度增生，脱落的时候还没有相互分离，数十上百甚至更多的细胞连在一起脱落，当直径 >0.2mm 时肉眼可见，被称为头皮屑。头皮屑的产生和马拉色菌密切相关。马拉色菌是人体皮肤表面正常寄生的真菌，是皮肤生物屏障中的重要组成部分。这种真菌以皮脂作为营养来源，产生的脂酶可将皮脂分解成脂肪酸，有助于维持皮肤表面的弱酸性环境，抑制有害菌的繁殖。但是，当马拉色菌过度增殖，则皮肤表面的脂酶和脂肪酸过度增加，可导致皮肤出现不同程度的炎症反应，干扰表皮角质形成细胞的正常增殖、分化，就会出现头皮屑，严重时还会出现头皮瘙痒、红斑和脱屑，即脂溢性皮炎。

当过度熬夜、作息不规律、紧张、内分泌环境变化和一些神经系统疾病等因素作用于人体时，头皮会产生更多的油脂，有利于马拉色菌繁殖，产生致炎物质。这些问题也会影响人体的免疫状态，对各种刺激物质产生过度的炎症反应，也就是更容易出现头皮屑和头皮发红、瘙痒的反应。

除了头皮屑和脂溢性皮炎，还有很多疾病可产生头皮屑，如头皮银屑病、湿疹、特应性皮炎、头癣、皮肤淋巴瘤，还有洗发水过敏或清洁过度产生的接触性皮炎等。因此，洗发水不能解决的头皮屑问题，一定要到医院就诊，在就诊前应该仔细回想一下自己出现头皮屑有多长时间了、在哪种情况下加重或减轻、出现头皮屑前是否换了新洗发水、有没有宠物饲养、有无皮肤病等，并在就诊时告诉医生。

针对头皮屑问题，我们一般可选择去屑洗发水，多含有吡罗克酮乙醇胺盐、吡啶硫酮锌（ZPT）、二硫化硒或水杨酸等有效成分。日常生活中应注意及时纾解压力，保持健康和规律的作息，合理饮食，坚持适度运动。如使用去屑洗发水 2 周仍无缓解，则应到皮肤科就诊，医生会根据病情予以 2% 酮康唑洗剂或含有糖皮质激素的复方酮康唑洗剂以及止痒抗炎抗过敏的口服药等。

（杨淑霞）

3. "谢顶"可以预防吗

谢顶，是指一种特定类型的脱发，即雄激素性秃发。这是一种非常常见的脱发问题，中国成年男性中的患病率约为 20%，在青春期以后逐渐出现。表现为脱发区域的毛囊进行性变小及毛囊微小化，从而产生的发丝逐渐细软，最后如同毳毛，脱发区不断扩大。

专家说

男性最常见的表现是额部发际线逐渐上移，顶部头发逐渐稀疏、细软，最终仅留两耳后及枕部的头发，此时常被称为"谢顶"。少数男性也可出现以头顶

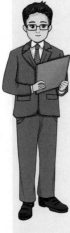

谢顶 毛发移植 雄激素

为主的弥漫性头发稀疏、细软，而发际线无后退，因这种表现常在女性患者中出现，故也被称为女性型表现。雄激素性秃发是一种多基因遗传性脱发疾病，60%~70% 的脱发患者具有阳性家族史。换句话说，一个人的父亲和 / 或母亲的家族中脱发的人数越多，这个人发生脱发的风险就越高。

目前研究认为，雄激素的作用是"谢顶"发生的主要因素。雄激素随着性腺的成熟而增加分泌量，所以雄激素性秃发在进入青春期以后才逐渐发生，患病率随着年龄的增长而增加。雄激素在具有遗传易感性的毛囊中转化成二氢睾酮，使该毛囊变小，生长期变短，休止期变长，最终毛囊可萎缩消失，从而出现临床上的一系列变化。

毛囊周围炎症、精神压力、不良作息和代谢异常等因素均可参与或加重该病的发展。因此，虽然雄激素性秃发不能预防，但是保证良好的作息、均衡的营养和愉悦的心情，维持规律的有氧运动等，有利于头发的健康生长。如发生了雄激素性秃发，应尽早就医，接受有效治疗，头发可在 3~6 个月后开始增加，1~2 年达到最佳疗效。需要注意的是，雄激素性秃发不能根治，因此，如果还想保持疗效，就不能停药。

想靠自体毛发移植而摆脱谢顶的困扰是不现实的。自体毛发移植仪是将对雄激素不是很敏感的枕部毛囊取出来种到毛发稀疏或者缺失处，如无药物的支持，脱发的进程仍会继续，植发后的效果不能长期维持。因此，最好的治疗路径是根据脱发的严重程度和工作生活现状，选择口服（如非那雄胺）和 / 或外用药（如米诺地尔）治疗，可配合微针治疗、富血小板血浆注射、低能量激光治疗等，6 个月后评估疗效，如不满意，可在继续药物治疗的同时进行毛发移植。

（杨淑霞）

4. "**少白头**" 应该怎么办

简单来说，"少白头"是指年少时头发变白的现象。尚无严格的年龄界定，一般指白种人在 20 岁之前，亚洲人在 25 岁之前，非洲人在 30 岁之前出现散在白发。

专家说

毛发颜色由黑变白可能与毛囊中产生颜色的黑素细胞功能异常有关，发病机制尚不清楚，遗传因素、氧化应激、营养物质缺乏、激素变化、精神压力以及

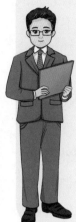

环境因素刺激、自身免疫性疾病等均可导致。因此，出现少白头时可完善相关检查，排查可能的诱因和潜在疾病。建议患者保持良好心态，注意饮食健康、营养均衡全面、适当运动、保持健康而规律的作息。

如认为白发影响容貌，可适度染发。选择正规的染发产品，并按要求正规操作则对人体是安全的。如头皮有破损、皮疹或对染发剂过敏，则不应染发。

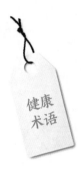

健康术语

自身免疫性疾病　是指机体对自身抗原发生免疫反应而导致自身组织损害所引起的疾病。

（杨淑霞）

5. 经常**晒太阳**会得**皮肤癌**吗

　　长期、过度的紫外线暴露会损伤皮肤组织内多种细胞的 DNA，从而增加患皮肤癌的风险。如常见的基底细胞癌、皮肤鳞状细胞癌和黑色素瘤，以及较罕见的梅克尔细胞癌等。由此可见，紫外线是引起皮肤癌的主要因素之一。

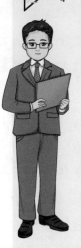

不同类型的皮肤癌与紫外线的关系不同。间歇性的日晒与基底细胞癌的发生关系较大，如平时基本没有户外活动，而休假时突然长时间日晒；超长时间的紫外线辐射累积是皮肤鳞状细胞癌发生的重要危险因素，如长期田间劳作的老年人；黑色素瘤的发生可能与儿童期与青春期的间歇性日晒和晒伤相关。

皮肤癌多发生于老年人群，发病率随年龄的增长而增加，但导致其发生的诱因——日晒，是一生积累的结果，甚至源头是在儿童期和青春期。因此，从儿童期开始注意防晒尤为重要，采取适当的防护措施可以降低老年患皮肤癌的风险。比如，使用防晒霜、穿遮阳衣物、戴宽檐帽子、避免在紫外线强烈时段暴露在阳光下等。

定期进行皮肤检查是发现早期皮肤癌的重要手段。如果有任何皮肤异常，或者明显异常，应该及时向专业医生咨询。

过度日晒和皮肤恶性肿瘤相关，而必要的日晒是人体的正常需求，我们需要做的是适度防晒，避免暴晒和晒伤。

关键词

皮肤癌 紫外线 防晒

防晒并非等同于隔绝阳光，阳光是生命的源泉，不可或缺。维生素 D 不能从食物中获得，中波紫外线照射皮肤是合成维生素 D 的关键环节。目前有很高比例的青年人群存在维生素 D 不足或缺乏的情况，可能和现在的生活工作模式中缺乏足够的日晒相关。

（杨淑霞）

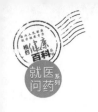

6. 男性需要**防晒**吗

关键词

防晒 紫外线

是的，男性也需要防晒，防晒不分性别！因为紫外线辐射对于男性和女性的伤害是无差别的。日晒不仅会导致肤色加深，即晒黑，还有诸多不良后果。

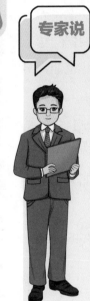

专家说

紫外线辐射和皮肤恶性肿瘤有明确的相关性，皮肤恶性肿瘤多见于日光暴露部位，包括面部、颈部、头顶和前臂等在内的区域，这些区域的皮肤经常不在衣物的遮盖范围内。同时，长期紫外线辐射会造成皮肤老化，导致皮肤萎缩变薄、皱纹生长、毛细血管扩张（红血丝）以及色斑（日光性黑子）等，还有大家熟悉的老年斑（脂溢性角化症），更容易出现在日光暴露的部位，如面部、手背。

另外，患有光敏性疾病或者日晒会加重的疾病的患者，更应该注意防晒，如着色性干皮病、系统性红斑狼疮、口服光敏性药物或食物（如补骨脂、米诺环素）、日光过敏者。

在户外的时间长短往往和职业以及运动爱好的差异相关，男性可能更多地从事户外工作（如勘探、耕种），更喜欢户外运动（如足球、高尔夫球），并且男性更不注意防晒，或者不好意思防晒。可能正是以上原因，使皮肤恶性肿瘤在男性中的发病率高于女性，如澳大利亚恶性黑色素瘤的患病率男性为 60 人 /10 万人，女性为 39 人 /10 万人；美国皮肤鳞状细胞癌患者中男女比例为3 : 1。

　　因此，男性不仅需要防晒，还应更加重视防晒。

（杨淑霞）

7. 趾甲总是长到肉里
又肿又痛怎么办

　　这种情况属于嵌甲诱发的甲沟炎，多见于年轻男性，尤其是运动较多者。常见诱因包括趾甲修剪过短、穿鞋不当、运动损伤、足部畸形、甲癣、肥胖等。

　　趾甲的主要功能是保护趾端，尤其是趾骨，并对抗踩踏时由趾腹传导来的向上的力。如果趾甲侧角刺入甲板周围的皮肤组织内，就会产生皮肤的损伤和炎症反应，甚至激发感染，出现红肿、疼痛、流脓，即发生甲沟炎，严重影响患者的日常生活。

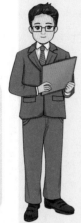

嵌甲继发甲沟炎时，可根据严重程度选择处理方法。

病情较轻　嵌入的趾甲刺伤甲沟，轻微水肿和疼痛。可注意避免压迫，每日温水泡脚，清理甲沟，使甲板的嵌入部分和甲周皮肤分离，并使用碘伏消毒，涂抹抗生素软膏。

病情严重　甲周皮肤明显红肿、疼痛、溢脓，甲周皮肤紧密包裹甲板，严重影响行走。此时需要及时就医，进行抗感染处理，必要时需要切开引流及手术治疗。

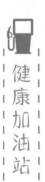

嵌甲容易复发，因此预防工作非常必要。

正确穿鞋　不要穿挤压脚趾的鞋，运动时要穿运动鞋，并系紧鞋带。

正确修剪趾甲　修剪趾甲不要过短，保证甲板的侧角不会被甲周皮肤包裹。

矫正畸形　应及时矫正踇外翻、扁平足等足部畸形，避免大脚趾被其他脚趾挤压。

若以上几条均已做到但嵌甲反复发作，可进行手术治疗，去除容易嵌入的甲板所对应的甲母质，永久缩窄甲板以避免再次嵌入。

（杨淑霞）

8. **甲板变黑**应该怎么办

关键词

由于媒体的报道与宣传，以及医学知识的普及，使大家对黑色素瘤有了一定了解，在出现甲板变黑时往往比较警惕。

甲板变黑可以由多种原因引起。

外伤 外伤后甲下出血，可以表现为黑色、红黑色，这是由于甲床血管破裂造成的淤血堆积。

感染 真菌感染可以导致甲板变黑，同时可能伴有甲增厚、变形、质脆。

药物 某些药物的不良反应可以引起甲板色素沉着、发黑。

肿瘤 甲的良性肿瘤，如甲母痣、甲雀斑样痣、甲板黑色素细胞活化可出现黑甲的表现。恶性肿瘤也可以导致甲板变黑，如黑色素瘤。

出现指/趾甲变黑的原因不同，黑色的表现细节也不同，患者自己很难甄别，故建议及时到皮肤科就诊。医生将根据具体的临床表现，结合皮肤镜检查、真菌镜检查等结果作出初步判断，如果考虑是肿瘤导致的黑甲，往往需要病理活检确诊。有了明确的诊断，才能进行有效的治疗。没有就诊前过度焦虑，或者讳疾忌医、放任不管都是不可取的。

（杨淑霞）

关键词竖排：甲板 真菌感染 肿瘤

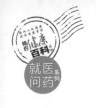

9. 为什么即便很注意清洁，皮肤还是很**痒**

关键词

瘙痒 过度清洁

瘙痒是许多皮肤病的主要症状。然而有很多中青年男性全身没有任何皮疹，仅有瘙痒的感觉，尤其是气候干燥的季节洗澡后更加明显，严重的时候会出现脱皮、流水。为什么清洁后皮肤还是会痒呢？

专家说

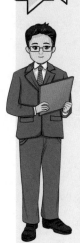

其实，这种瘙痒正是由于过度清洁皮肤所致。

皮肤屏障是人体最外层的防御层，是人体天然的保护层，由角质形成细胞和细胞间的脂质组成，类似砖墙和水泥的结构。在角质层的外面，也就是皮肤的表面，覆盖着由汗液、皮脂混合而成的乳状脂膜，即皮脂膜，也是皮肤屏障的重要组成部分，起到滋润皮肤、防止角质层内水分蒸发、保湿的作用。

日常清洁时常使用温热水、香皂或者浴液，我国一些地区还有搓澡的习惯，这一系列操作在清除皮肤表面污秽的同时，也一定程度上清除了皮脂膜、最外层的角质细胞。由于人体表皮具有修复能力，通过正常的皮肤再生、汗腺和皮脂腺的分泌活动，以及皮肤正常寄生微生物的共同作用，可以将皮肤维持在相对稳定的健康状态。

但如果很注意"清洁"，或者过度清洁，如使用过热的洗澡水、频繁使用香皂或浴液、频繁使用粗糙的搓澡巾搓澡，对皮肤屏障的损伤大于人体的修复能力，将会出现皮脂过度流失、皮肤干燥、经皮水分丢失增加。皮肤的屏障功能受损后皮肤更容易受到来自外界的各种物理、化学以及微生物的侵袭，导致更多的皮肤问题。皮肤神经纤维和角质层之间存在着重要关联，因此皮肤屏障功能受损很容易引发皮肤瘙痒。临床上还可表现为皮肤干燥、浅皲裂、脱屑，严重的可出现红斑、流水、结痂等。

因此，洗澡不是越频繁越好，应当适度清洁皮肤，尤其是在干燥环境中。根据自身出油、出汗、接触脏污环境的情况而决定使用香皂或浴液的频率，洗澡水不要过热，不要频繁搓澡，浴后注意涂抹润肤剂，尤其是更易出现干燥问题的四肢。

健康加油站

如果没有皮肤干燥、过度清洁的问题，仍有持续的瘙痒而无明显皮肤损害，则应注意是否患有系统性疾病的可能，如肾衰竭、胆汁淤积、皮肤 T 细胞淋巴瘤、精神类疾病以及神经纤维损伤。应尽早到医院就诊，进行相应的检查，以明确诊断，及时治疗。

（杨淑霞）

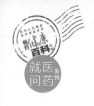

10. 是否可以不理会
不痛不痒的**皮疹**

不痛不痒的皮疹看似对生活无太大影响，但不容忽视，应尽早明确诊断。因为有些系统性疾病可反映在皮肤上，部分皮肤的恶性肿瘤可以没有痒痛不适，如果未及时确诊和治疗，后果严重，甚至有可能危及生命。

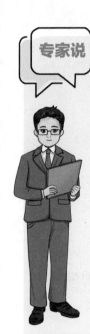

专家说

系统性疾病的皮肤表现 一些系统性疾病早期可能没有任何不适，包括皮肤表现也是很隐匿的。例如脱发数量增加可能的病因是严重贫血、系统性红斑狼疮、甲状腺功能亢进或减退等；皮肤瘀斑可能是系统性淀粉样变、血小板减少等；皮肤多发淡淡的白斑或红斑，可能是皮肤 T 细胞淋巴瘤等。

综合征中的皮肤表现 如羊毛状发伴有掌跖角化，可能提示扩张型心肌病；成人突然出现周身汗毛增加，可能提示内脏肿瘤。

皮肤肿瘤 早期没有明显不适，出现疼痛常是局部晚期的表现，肿瘤破坏了神经、血管，发生组织坏死等，而此时的肿瘤可能已经发生了转移，如基底细胞癌、皮肤鳞状细胞瘤、黑色素瘤、乳房外湿疹样癌等。部分良性肿瘤，早期会出现疼痛，如血管球瘤、平滑肌瘤。因此不能以是否出现疼痛来判断肿瘤的良恶性。

　　除上述异常外，不痛不痒的皮肤改变还和其他疾病相关。所以，我们应该关注皮肤，定期进行周身皮肤的自我检查，如果出现异常表现，就要到皮肤科就诊，明确是什么问题，是否需要采取治疗措施。

（杨淑霞）

二

骨科
相关疾病

11. **久坐族**有没有工间
运动小妙方

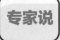

长期低头久坐，伏案办公，容易导致颈椎病和腰椎间盘突出等职业病，需要谨慎预防。

专家说

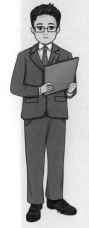

很多人认为坐在办公室工作会很轻松，殊不知，这竟是最容易得职业病的行为。你是否觉得自己的身体越来越虚弱？是否常感觉颈肩痛或腰酸背痛？如果是，那么从现在开始就要谨防职业病了。

针对上班族运动时间少、运动空间小以及工作性质的特点，整理出了一些适合上班族的运动小妙方，一起动起来，预防职业病。

全身舒展运动　采取弓步姿势，前腿弓，后腿蹬，双脚脚尖朝向身体前部，双手合十向头顶伸举，抬头后仰。保持 10 秒钟，然后双腿交换，一次做两组。

大鹏展翅　站立弯腰 90°，手臂向两侧展开模仿大鹏展翅，不抬头，坚持 5 分钟，增加颈椎部肌肉的韧性。

看天花板　每次 3~5 分钟，有效对抗长期低头伏案工作对颈椎的危害。

健步走 1 小时身体会发生哪些变化

（孙浩林）

12. 长期**伏案工作**
有哪些危害

　　长期伏案已经成为绝大多数人的工作方式，但其对健康存在诸多危害。

　　伏案久坐早已成为现代人群最主要的工作学习方式，移动互联时代的到来，使得除了伏案工作之外，长时间低头看手机成为普遍现象。工作、学习、生活便捷了不少，但是您的颈椎、腰椎还好吗？肩部常不适吗？有头晕、食欲不振等症状吗？

　　长期伏案工作的危害如下。

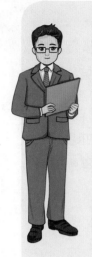

危害颈椎 长时间伏案，头部长时间保持一个姿势，使颈椎处于疲劳、紧张状态，颈椎软组织损伤，容易导致颈椎病，产生颈肩酸痛、手臂疼痛、手麻、头晕等问题。

危害腰椎 长期伏案处于坐姿，椎间盘，特别是腰椎间盘，需要承受比站姿时更大的压力。很易出现腰椎间盘退变和突出，导致腰背酸痛、腿部疼痛、麻木。

其他危害 长期久坐还容易诱发动脉硬化、食欲不振、消化不良、糖尿病等疾病，甚至增加猝死的风险。

（孙浩林）

13. 长期使用电脑后出现的 **头晕**与**颈椎病**有关吗

　　长期使用电脑的人会出现头晕等症状，这些症状可能与颈椎病、脑供血不足相关。

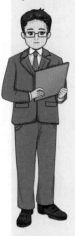

颈椎病　脑供血不足

专家说

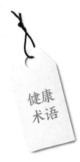

　　长期使用电脑的人常会出现头晕、恶心、失眠、全身酸痛、口干舌燥等症状，其中有些与颈椎病相关。

　　颈椎病症状　长期使用电脑会导致颈椎曲度改变，颈部肌肉劳损，容易引发头晕和颈肩部酸痛等颈椎病的常见症状。

　　脑供血不足　长期使用电脑容易诱发脑供血不足，这在中老年人中尤其常见。

　　长期辐射　电脑射线有辐射，长时间接触电脑辐射会造成头晕、恶心、呕吐的症状。

　　情绪影响　长期使用电脑工作或娱乐会诱发紧张、焦虑等情绪，导致头晕等不适。

健康术语

　　颈椎病　由于颈椎间盘退行性变、颈椎骨质增生所引起的一系列临床症状。分为颈型、神经根型、脊髓型、椎动脉型、交感神经型和其他型。临床常表现为颈、肩、背部及胸前区疼痛、手臂麻木、肌肉萎缩，甚至瘫痪。

（孙浩林）

14. 应该如何应对
腰椎间盘突出症

很多中青年男性工作刚刚起步或渐入佳境，却发现患上了腰椎间盘突出症，应该如何应对呢？

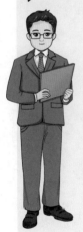

人的椎间盘就好比是一节一节椎骨之间的具有弹性的"垫圈"，其高度不超过 1cm，周边为纤维软骨组织，中间包裹着一团呈胶状的具有弹性的椭圆形物质。如果长时间受到挤压或被反复牵拉、扭曲，"垫圈"的边缘会因超过本身疲劳极限失去韧性，甚至破裂，发展为椎间盘突出。需要长期弯腰、久坐、开长途车、搬提重物的职业都容易罹患腰椎间盘突出症，如白领、教师、医护人员、司机、搬运工人、职业司机。如果出现腰痛、腿痛、腿麻等症状，须尽快到医院就诊，明确诊断，并根据医生的建议选择合适的治疗方式。

对于有腰椎健康问题的中青年男性，以下几点建议可供参考。

调整坐姿　长期久坐工作的人，要调整好自己的座椅高度以及电脑的高度。在脊柱正直时，电脑显示器正中央最好与视线保持在同一水平高度。

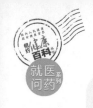

办公时身体尽量避免离办公桌太远，应尽量靠近办公桌，使腰背部挺直，头、颈、胸、腰不偏歪，腰部紧靠椅背而坐，避免不自觉出现弯腰驼背等现象。

合适的床垫　不要睡过软或过硬的床垫，推荐软硬度适中偏硬的床垫。

合适的运动方式　要选择合适的运动方式，推荐慢跑、游泳等有氧运动，不建议经常进行剧烈的对抗性运动，如篮球、足球和需要扭腰发力的运动，如乒乓球、高尔夫球。

保护腰椎的"五不"原则

（孙浩林）

15. 为什么**电脑族**应积极预防**脊柱侧弯**

"电脑族"长时间的不良姿势会增加脊柱侧弯的风险，需要积极预防。

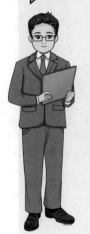

每天连续使用电脑超过 4 小时，就会有 81.6% 的人患脊柱侧弯。除了常见的青少年特发性脊柱侧弯，现代人玩电脑、手机，当低头族，长时间维持不良姿势，也是造成脊柱侧弯的重要原因。不良的姿势会导致竖脊肌和筋膜因为身体两侧不平衡而拉扯，肌肉容易疲劳、僵硬。久而久之，就会造成慢性肌筋膜炎症，脊椎也会较容易退化，导致脊柱侧弯。

以下建议，可以帮助电脑族远离脊柱侧弯。

不跷二郎腿　跷二郎腿的人大多数左右髋关节的松紧度不同，使骨盆周围肌肉劳损，导致腰椎、胸椎压力不均，引起脊柱变形，严重的话很可能诱发椎间盘突出。

不背单肩包　单肩背包很容易造成高低肩，背包一侧的肌肉因过度使用会变得紧张、变短，于是就形成了高低肩，诱发脊柱侧弯。

关键词

脊柱侧弯　二郎腿

平衡重心　不要把重心集中在一条腿上站立。经常将重心放在一侧站立时，人会下意识用一条腿去支撑，这就导致了长短腿，进而诱发脊柱侧弯。

适当运动　推荐将游泳、平板支撑作为预防脊柱侧弯的运动。

（孙浩林）

16. 电脑族如何防治
"鼠标手"

经常使用电脑、手机的上班族如果感觉到手指麻木、无力，可能是患了腕管综合征，俗称"鼠标手"，需要加以重视。

腕管综合征，其病理基础是正中神经在腕部的腕管内受卡压而引起的手指麻木和功能障碍。长时间使用电脑，过多、过密敲击键盘和鼠标以及频繁使用智能手机等行为都很容易造成腕管内压增高。一些需要大量活动双手的职业人群，如钢琴师、教师、记者、

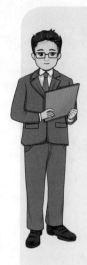

编辑、设计者、矿工、装配工以及部分运动员是腕管综合征的易感人群。如果出现拇指、示指、中指麻木、疼痛，手部肿胀无力，手腕或前臂疲劳、僵硬、酸涩、活动受限等问题，就要警惕"鼠标手"，严重时疼痛会延伸到整个手臂、后背及颈部，影响工作和生活状态，不可轻视。

如何正确防治"鼠标手"呢？

多休息　敲击键盘或使用鼠标半小时或一个小时要及时休息，经常伸展和松弛操作手，可缓慢弯曲手腕，每小时反复做 10 秒钟；也可每小时握拳持续 10 秒钟再放松。

姿势正确　手腕尽可能以平放姿势操作键盘，既不弯曲，也不下垂；打字时要正对着键盘，否则容易使手腕过度紧绷。

早治疗　如果发现使用电脑后出现手指僵硬不适、腕部疼痛，应及时就诊，采取相应的治疗措施。

（孙浩林）

关键词

鼠标手　腕管综合征

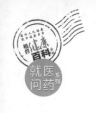

17. 什么是**骨关节病**

随着年龄的增长，很多人会觉得自己的膝关节慢慢出现一些不舒服的感觉，比如，从凳子上站起来的时候觉得膝关节没有力气，站起来的过程感觉比以前要困难，走路的时候觉得膝关节疼痛，尤其是上下楼梯时疼痛感更为明显，这些人很可能患上了骨关节病。

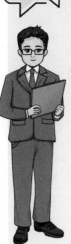

目前，不仅许多老年人深受骨关节病的折磨，中青年男性中也逐渐出现了骨关节病高发的趋势。据统计，目前全球已有超过3亿的骨关节病患者，我国的骨关节病患者也已超过1亿，而我国40岁以上人群原发性骨关节病的总体患病率已高达46.3%。尤其在秋冬季，早晚天凉，昼夜温差大，又增加了骨关节病的发病率。

骨关节病，指由多种因素引起的关节软骨退化损伤、关节边缘和软骨下骨反应性增生，进而导致的以关节疼痛为主要症状的退行性疾病。常累及软骨、软骨下骨、滑膜、关节囊及关节其他结构。

骨关节病从原因上可分为原发性和继发性。

原发性骨关节病 与年龄、性别、体重等有一定关系，多发生于中年以后，发生于负重关节、运动多的关节，由关节软骨退变引起，无明确的全身或局部诱因，是老年人中最常见的类型，肥胖人群的膝关节病发病率是正常体重人群的 4 倍多。

继发性骨关节病　包括创伤性、先天性、感染性以及由一些疾病造成的骨关节病等。

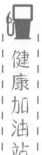

如何预防骨关节病

最好的预防方法是保持适度运动，因关节软骨没有神经和血管供应营养，其营养成分必须从关节液中获取，代谢废物也必须排至关节液中，而关节软骨的营养代谢必须通过关节运动，使关节软骨不断地受到压力刺激才行，所以关节运动对于维持关节软骨的正常结构起到了重要作用。保持适度运动能避免关节僵直、挛缩，避免肌肉萎缩，同时也能加快血液循环，有利于关节功能恢复、缓解疼痛。

每次运动前应有 5~10 分钟的热身，应选择节奏比较慢且缓和、关节负重小的运动，运动后也要记得拉伸放松肌肉与关节。天气转暖后可进行散步、骑车等户外运动，既不增加关节的负重，又能让关节四周的肌肉和韧带得到锻炼。尽量避免频繁上下楼梯、登山、远足等关节负荷较大的运动，以免进一步加重相关症状。

（孙浩林）

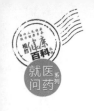

18. 为什么会长**骨刺**

很多人 40 岁以后，都吃了"骨刺"的苦。为什么会长骨刺呢？

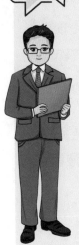

"骨刺"的医学术语称为骨赘，是由于关节软骨经过长期运动产生磨损、破坏后，诱导了骨的修补、硬化与增生，产生的骨增生物，是一种自然的老化现象。骨刺的出现，其实就是在保护关节。随着年龄的增长，脊柱和关节周围的肌肉、韧带等组织会发生退行性改变，使脊柱和关节的平衡遭到破坏，出现脊柱和关节的不稳定。

人体为了适应这些变化，恢复新的平衡状态，就会通过骨质增生的方式增加骨骼的表面积，减少骨骼单位面积上的压力，使脊柱或关节更加稳定。所以可以看到，骨刺生长的地方，主要是负重大、使用频繁的重要关节，如颈椎、腰椎、膝盖、脚跟。

（孙浩林）

19. 长了**骨刺**应该如何应对

骨刺属于骨的一部分，一般不会自行消除。骨刺的生成是在建立一种新的平衡，脊柱或关节重新恢复到稳定状态时，骨质增生自然会停止，一些不适症状也会随之消失。

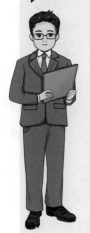

得了骨刺，要科学养护，可以有效延缓关节老化的进展，减少疼痛发作。

疼痛时要休息　休息是保护关节的一种方式。平时要避免会引起疼痛的动作，如使关节过度负重的活动，尤其应避免不适当的长跑、爬山、爬楼梯等锻炼。

适当运动　非急性期可以适度散步、骑车、游泳，可在医生的指导下增加关节周围肌肉的锻炼，以增加关节的稳定性。

及时减重　体重过大会加速关节磨损，应适当减重以减轻关节的负重，从而减轻关节磨损，抑制骨刺生成。

避免受凉　骨关节对于寒冷、潮湿十分敏感，寒冷、潮湿会刺激关节周围组织，引起疼痛。所以，注意保暖，对保护关节很有好处。

关键词

骨刺　骨质增生　疼痛

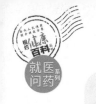

　　足跟骨刺要注意穿鞋　　选择橡皮底的柔软鞋子,避免走在坚硬的地面上。尽量避免长时间站立、行走,可不时抬高足跟以减轻足跟负荷。

　　及时治疗　　当骨赘产生严重症状时,如肢体出现严重的疼痛、麻木、影响相应关节功能,应该考虑手术治疗来切除骨赘,解除骨赘对神经或软组织的刺激,从而达到缓解疼痛、改善功能的目的。

(孙浩林)

20. 为什么说"生命在于运动,关节在于休息"

　　目前全民健身迅速发展,中青年男性的健身意识正在逐渐增强,但大家对运动健身依然存在很多误区,对很多理念理解仍有偏差。虽然生命在于运动,但过度运动会损伤关节,尤其是膝关节。

　　绝大多数中青年男性并不清楚如何安全、健康、合理、有效地进行运动健身,空有一腔热情,却易盲目跟风,使得中青年男性发生运动损伤的可能性增大。

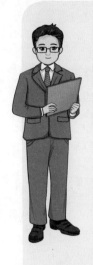

人体就像一部老爷车，关节就是汽车的轴承，人老了就像汽车跑了几十万公里，轴承会出现不同程度的磨损，这都是正常的。要想使这部车的寿命更长些，只有加强对车的养护，这样才能减缓磨损的速度，减轻磨损的程度。因膝关节特殊的位置、解剖结构以及运动方式，使其成为身体关节中受伤概率最高的部位，成为最易耗损的"身体零件"。凡事有度，身体的各个零件都有使用期限，并不允许我们肆无忌惮地使用，我们要遵循身体各阶段的发展规律，顺应其变化来使用、保护关节。

运动可以促进体内血液循环，改善组织器官的功能，增强抗病能力，加速代谢，使高密度脂蛋白、超氧化物歧化酶等抗动脉硬化、抗衰老物质明显增加。这些对延长寿命、提高生活质量大有裨益。

人体关节会通过分泌滑液起到润滑和修复作用，但是这种修复能力有限。如果过度频繁使用关节，关节面会因反复磨损、撞击而受损，部分会发生坏死、剥落。同时，关节囊出现松弛，引起关节不稳，加速关节退变，引发一系列的不适症状，尤其是负重关节，由于长时间处于高负荷状态，更容易出现劳损。

健康加油站

汽车零件需要注意保养，膝关节作为人体易损的关节，更需要注意保养。

注意姿势　要经常变换姿势，不要一个动作保持很长时间。

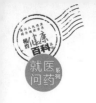

注意防寒保暖　尤其是在炎热的夏季，切忌猛吹空调冷风，如此会埋下祸根。

注意膝关节扭转动作　膝关节做弯曲动作时是最脆弱的时候，膝关节左右旋转的角度小，如果在弯曲的同时侧身，膝关节最容易受伤。

需要注意的是，中年男性，尤其是有半月板损伤或骨关节病的中年男性，应尽量避免爬山、爬楼梯、蹲着擦地板等使膝关节负荷加重的行为。

（孙浩林）

第七章

健康管理

膳食营养

1. 防治**糖尿病**，应该怎么吃

合理膳食是预防和控制糖尿病的根本方法，您应该遵循以下8条建议。

关键词

糖尿病 合理膳食

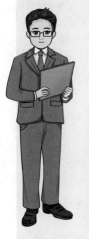

食物多样　养成和建立科学、合理的膳食习惯。

能量适宜　控制超重、肥胖、预防消瘦。

注意BMI　身体质量指数（BMI）应保持在18.5~23.9kg/m²。

主食定量　优选全谷物和低血糖生成指数食物。通常中青年男性每日主食总量为生重200~300g，优先选择全谷物、杂豆类、薯类。

注意饮食　清淡饮食，限制饮酒，预防和延缓并发症。每日烹调油使用量宜控制在25g以内，少吃动物脂肪，适当控制富含胆固醇食物的摄入，食盐用量每日不宜超过5g。

食养有道　合理选择、应用食药物质。

规律进餐　合理加餐，促进餐后血糖稳定。

自我管理　定期进行营养咨询，提高血糖控制能力。

积极运动　可以改善体质并提高胰岛素敏感性。糖尿病患者的运动应每周至少5天，每次30~45分钟，中等强度运动（快走、骑车、乒乓球、羽毛球、慢跑、游泳等）要占50%以上。

自我管理
定期进行营养咨询，提高血糖
控制能力

食物多样
养成和建立科学、合理的膳食习惯

规律进餐
合理加餐
促进餐后血糖稳定

能量适宜
控制超重、肥胖，预防消瘦

食养有道
合理选择、应用食药物质

成人糖尿病患者
食养原则和建议

主食定量
优选全谷物和
低血糖生成指数食物

清淡饮食
限制饮酒，预防和延缓并发症

积极运动
改善体质并提高胰岛素敏感性

（窦 攀）

2. 吃惯了重口味，怎样才能
减盐、减油、减糖

　　中青年男性发量越来越少、腰围越来越大，年纪轻轻但血压、血脂、血糖却越来越高……如果您也是这样，建议到临床营养科好好规划一下饮食。

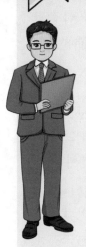

　　《国民营养计划（2017—2030年）》指出，要积极推进全民健康生活方式行动，广泛开展以"三减三健"（减盐、减油、减糖，健康口腔、健康体重、健康骨骼）为重点的专项行动。我国居民人均每日用盐、用油和用糖量均超标，是导致高血压、糖尿病等慢性病的主要危险因素之一，因此减盐、减油、减糖非常必要。

　　科学减盐　《中国居民膳食指南（2022）》推荐健康成人一天的食盐量是5g左右。除了炒菜用的盐，还有很多调味品和加工食品也含有"隐形盐"，建议中青年男性避免过多进食烟熏、烧烤、腌制品等过度加工的食物，限制酱油、味精、鸡精、各种酱料等调味品的摄入。

　　下表中列举了含有1g盐的调味品，在使用这些调味品时，应注意将其中所含盐量计算到一天用盐总量中。

关键词

减盐　减油　减糖

含有1g盐（400mg钠）的调味品

名称	重量/g	常见调味品
食盐	1	精盐、海盐
鸡精	2	各种鸡精
味精	4.8	各种味精
豆瓣酱	6	豆瓣酱、辣椒酱、蒜蓉辣酱
黄酱	16	黄酱、甜面酱、海鲜酱
酱油	6.5	生抽、老抽
蚝油	10	各种蚝油
咸菜	13	榨菜、酱八宝菜、腌萝卜干
腐乳	17	红腐乳、白腐乳、臭腐乳

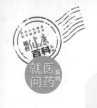

科学减油　《中国居民膳食指南（2022）》推荐成人每天食用油脂 25~30g，并合理选择烹调油。植物油中除了富含维生素 E 之外，还富含单不饱和脂肪酸和多不饱和脂肪酸，对人体有非常重要的益处。过量摄入植物油会导致热量摄入过多，使心血管病风险增加。

科学减糖　这里说的"减糖"，是指减少添加糖（如白砂糖、蔗糖、红糖、方糖）的摄入，而不是避免果蔬、牛奶中含有的天然果糖、乳糖的摄入。《中国居民膳食指南（2022）》中推荐成人每人每天添加糖摄入量不超过 50g，最好控制在 25g 以下，糖摄入量控制在总能量摄入的 10% 以下。建议大家在外就餐或点外卖时可要求商家少放糖或不放糖，就餐时以白开水或淡茶水佐餐，尽量用新鲜水果代替餐后甜品等。

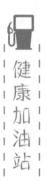

健康加油站

如何既能摄入植物油的营养，又能避免用油过多

使用不粘锅　在家里炒菜时，把铁锅换成不粘锅，这样看得见油量并能减少用油。

看营养成分表　购买食物时要看营养成分表及配料，要小心富含"隐形脂肪"的食物，如各种饼干、奶油蛋糕、油炸食品。

避免油盐过多　点外卖或者在外就餐时，如果油盐过多，食用前可以用清水涮一涮。

改变烹调方法 尽量选择蒸、煮、炖、凉拌和炒的方式。避免油煎、油炸食物，也要尽量少吃二次过油的菜，如地三鲜、干煸豆角。

如何健康吃甜食

如果想吃点儿甜食，可以购买以代糖、甜味剂来代替添加糖的食品。但是这些所谓的"无糖""代糖食品"也存在以下两方面的问题。

无糖、代糖食品 这类食品大多由精制米、面和大量油脂烹饪而成，如无糖饼干、无糖面包，事实上这些都是血糖生成指数和热量非常高的食品，应限量摄入。

代糖、甜味剂 它们虽然没有能量，但能提高食欲，让人不知不觉吃掉更多其他食物。如果一边喝着"无糖0卡"的饮品，一边却在整体饮食上毫无节制，那它们减少的一点点儿糖分摄入就可以忽略不计了。

（窦 攀）

3. 吃南瓜能**降糖**吗

一些糖尿病患者将南瓜视为降糖药，结果血糖非但没有降下来，反而更高了。"吃某种食物就能降血糖"的说法真的靠谱吗？

专家说

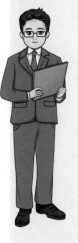

关键词

降糖 食物

答案是不靠谱。任何一种食物，只要有热量，都会升高血糖。这种波动只有大小、快慢之分，但是不可能让血糖不升反降。

那为什么会有人说南瓜能降血糖呢？那是因为南瓜中的南瓜多糖、果胶以及可溶性膳食纤维的确可以改善血糖。但是食物中某种成分的功效，并不等于这种食物的功效。每100g南瓜本身有4.5g的碳水化合物和22kcal的热量，每350~400g南瓜就约等于半个馒头（25g主食）产生的热量，所以糖尿病患者如果大量吃南瓜并且没有减少主食的摄入量，那么血糖不仅不会降低，还会升高。

糖尿病患者应该如何吃南瓜？用350~400g的南瓜代替25g生米或生面，就可扬长避短，因为南瓜既不会因为过多的热量让血糖飙升，还可以使人体获得更多的膳食纤维、维生素和矿物质。

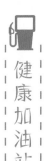

健康加油站

传说可以降糖但实际并不能
降糖的食物

玉米 富含多糖、不饱和脂肪酸和维生素 E，这些成分能改善胰岛素抵抗。但是，每100g玉米含有106kcal热量和19.9g碳水化合物，约等于半个拳头大小的馒头（对应25g主食）产生的热量。

苦荞　富含生物黄酮类成分，有抗肿瘤、抗氧化、改善胰岛功能等作用。建议将苦荞算入一天主食总量中，每天摄入 50~100g。

荞麦　所含的芦丁可调节胰岛素活性、改善血糖，但日常饮食摄入量无法降糖。

苦瓜　所含的苦瓜皂苷在动物实验中具有类似胰岛素的作用，可以改善血糖。但如果直接吃苦瓜，无法降糖。

秋葵　含有一定的可溶性膳食纤维，是糖尿病患者很好的蔬菜选择。但要想通过食用秋葵来降糖是不可能的。

银耳　所含的银耳多糖能改善糖代谢，但是日常食用银耳并无降糖作用。

（窦　攀）

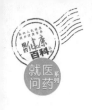

4. 高尿酸血症患者
应该怎么吃

高尿酸血症 嘌呤 痛风

如果高尿酸血症患者不注意控制饮食、不规范进行药物治疗，导致尿酸升高超过其在血液中的饱和度，就会在身体某些部位析出白色晶体，导致痛风。

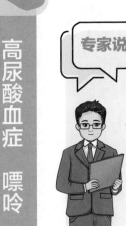

专家说

高尿酸血症患者应均衡膳食，限制高嘌呤动物性食物的摄入，控制能量以维持健康体重，必要时进行降尿酸的药物治疗，并定期监测、随诊。

应严格避免的食物 肝脏和肾脏等动物内脏、浓肉汤和肉汁等。对于急性痛风发作、药物控制不佳或慢性痛风性关节炎患者，还应禁止任何含酒精的饮品。

应限制食用的食物 高嘌呤的动物性食物，如牛肉、羊肉、猪肉；鱼类；含较多果糖和蔗糖的食物。

鼓励选择的食物 每日 300mL 脱脂或低脂乳类及其制品；每日 1 个鸡蛋；每日 500g 或更多的新鲜蔬菜；鼓励摄入全谷物、粗粮、杂豆和薯类；充足饮水，每日至少 2 000mL。

建立良好的饮食习惯 定时定量或少食多餐，不要暴饮暴食或一餐中进食大量肉类。

健康加油站

常见动物性食物嘌呤含量

食物名称	嘌呤含量 / mg·kg⁻¹	食物名称	嘌呤含量 / mg·kg⁻¹
鸭肝	3 979	河蟹	1 420
鹅肝	3 769	猪肉（后臀尖）	1 378.4
鸡肝	3 170	草鱼	1 344.4
猪肝	2 752.1	牛肉干	1 274
牛肝	2 506	黄花鱼	1 242.6
羊肝	2 278	驴肉加工制品	1 174
鸡胸肉	2 079.7	羊肉	1 090.9
扇贝	1 934.4	肥瘦牛肉	1 047
基围虾	1 874	猪肉松	762.5

（窦 攀）

5. 得了**高血压**应该怎么吃

　　膳食干预是国内外公认的高血压防治措施，如国际上流行的"地中海饮食""得舒饮食""东方健康膳食模式"和"中国心脏健康膳食"，都是有效防治高血压的膳食模式。

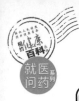

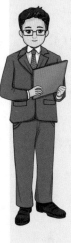

关键词

高血压 食养

针对中国的中青年男性高血压患者，有以下 5 条饮食建议。

减钠增钾，饮食清淡　我国部分地区的家庭烹调盐使用量较高，一些加工食品和预包装食品含盐量也较高。所有高血压患者均应限制来源于各类食物的钠盐摄入，使得每人每日食盐摄入量逐步降至 5g 以下。增加膳食中钾的摄入量可降低血压，建议增加富钾食物（如新鲜蔬菜、水果和豆类）的摄入。

合理膳食，科学食养　高血压患者应该遵循科学、合理的膳食原则，丰富食物品种，合理安排一日三餐。饱和脂肪酸可以升高血脂水平，从而增加高血压患者发生冠心病、脑卒中等的风险。因此，高血压患者要少吃油煎、油炸和加工红肉制品，如培根、香肠、腊肠。

吃动平衡，健康体重　维持健康体重是防治高血压的基础，合理的身体质量指数（BMI）在 18.5~23.9kg/m²；或者也可以用腰围来衡量是否超重 / 肥胖：男性腰围应 <85cm，女性腰围应 <80cm。运动可以改善血压水平，建议大家除了日常活动外，应按照医生的建议坚持进行中等强度运动。

戒烟限酒，心理平衡。

监测血压，自我管理。

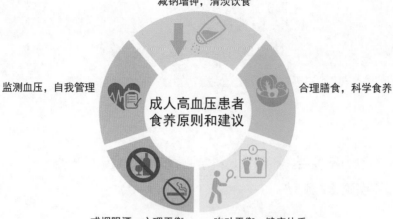

减钠增钾，清淡饮食

监测血压，自我管理

成人高血压患者
食养原则和建议

合理膳食，科学食养

戒烟限酒，心理平衡

吃动平衡，健康体重

健康加油站

以下为健康食谱示例，可参照合理安排一日三餐。

健康食谱示例

早餐	燕麦馒头(面粉50g,燕麦20g) 牛奶(250mL) 煮鸡蛋(鸡蛋50g) 清炒油麦菜(油麦菜100g)
中餐	玉米饼(面粉50g,玉米面50g) 孜然羊肉(羊肉50g,洋葱50g,香菜50g) 家常沙拉(苦菊30g,生菜30g,紫甘蓝30g,黄瓜30g,西蓝花30g) 金汤菌菇羹(金针菇50g,香菇20g,胡萝卜20g,火腿20g)
晚餐	菜包饭(生菜50g,大米80g,猪肉30g,洋葱30g,鸡蛋30g,土豆30g,香菜10g) 豆腐炖鱼(草鱼50g,豆腐50g) 黄芪萝卜汤(白萝卜50g,黄芪5g) 橙子(200g)
油、盐	全天总用量：植物油30g,盐3g
注：本食谱可提供能量1 600~2 000kcal,全天钠<2 000mg,钾>2 500mg。	

（窦 攀）

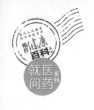

6. 有没有经济又美味的
减重食谱

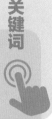

关键词

减重　平衡膳食

有没有不痛苦、不节食、科学营养的减重食谱呢？当然有，如限能量平衡膳食减肥法。

专家说

如何执行限能量平衡膳食减重法？

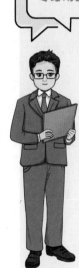

计算能量　将目标摄入量减少 30%~50%；或者在目标摄入量的基础上每日减少 500kcal 左右；更简单的算法就是每日食用 1 000~1 500kcal 食物。按照计算出的能量来均衡摄入各类食物。

主食：做熟的馒头、米饭、面条，全天食用量共计 3~6 拳，每餐约 1~2 拳。如果换成米和面的话，全天生米、生面共计吃 150~180g。

蔬菜：每日食用蔬菜生重 500g 以上，平均分配到三餐。每天应保证 4~5 种蔬菜，优先选择深颜色叶类蔬菜。蔬菜中含有丰富的维生素、矿物质、抗氧化的植物化学元素，并且含有丰富的膳食纤维，可以增加饱腹感，减轻减重期间的饥饿感。淀粉类蔬菜，如土豆、山药，应算作主食，每 100g 薯类约等于 25g 生米、生面。

水果：每日食用水果生重 200~400g，分别在上午和下午加餐时食用，优先选择柚子、苹果、桃、香蕉、西瓜等。

瘦肉：每日食用 100g（大概四个手指长宽厚的一片）。肉汤中含有大量的水、嘌呤和脂肪，所以减重时应避免过多食用肉汤。

豆制品：大豆制品是蛋白质、钙、大豆卵磷脂的优质来源，即使是减重期间，也应该保证每日 100g 北豆腐，或者 50g 豆干、150g 南豆腐、400mL 豆浆的摄入。

奶和奶制品：牛奶、舒化奶、酸奶中含有丰富的优质蛋白和钙，每日应保证摄入 200~300mL。

蛋类：每日 1 个。蛋黄中富含多种微量元素，是极少的富含维生素 D 的纯天然食物。

坚果：每日 15g，大概为一汤匙去壳坚果仁；热量相对较低的坚果，如开心果、扁桃仁比较适合减重期食用。

植物油：每日 2~3 汤匙（每汤匙约 10mL）。优先选择植物油，如富含单不饱和脂肪酸的橄榄油、茶树籽油，和富含多不饱和脂肪酸的花生油、亚麻籽油。避免使用猪油、牛油、羊油，避免摄入加工的糕点，因为其中所含反式脂肪酸和饱和脂肪酸是心血管疾病的危险因素。

盐：每日 5g。清淡饮食可以避免食欲大增造成热量摄入过多。

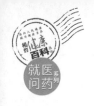

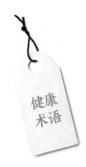

健康术语

限能量平衡膳食减重法 是指在限制每日能量摄入的同时，保证身体所需的基本营养需求、各种营养素的供能比例符合平衡膳食要求的减重方法。减重的饮食方法虽琳琅满目，但这种方法却是最容易坚持、最平稳、最安全，最适合大众的。

（窦 攀）

关键词

平衡膳食 外卖 健康饮食

7. 减肥时如何科学点外卖

提起外卖，有些人会认为"外卖不健康""外卖热量高"。然而我们多多少少会遇到需要点外卖的情况。点外卖时，怎样做才能使饮食更健康呢？

大家在点外卖时，往往更愿意选择肉类，尤其是畜禽类，而蔬菜类摄入相对较少。要么就是只选主食，如面条、酸辣粉、炒饭。

为了"满减神器"，结账时点餐量总是会超出预期。有研究显示，外卖或在外就餐时，每人每餐平均能量摄入约为1 100kcal，而我们一天的能量需求也不过1 800~2 100kcal，甚至减重期间只建议摄入1 000~1 500kcal能量。

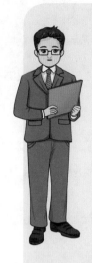

如何才能选出又好吃、又健康，还不会长胖的外卖呢？

选套餐　现在很多餐厅外卖有套餐选项，内含三种或三种以上的菜品，一个人点外卖时，可以选择套餐，保证每餐都有蔬菜、蛋白质类食物（肉、蛋、奶、豆制品）和主食。

小份菜　很多餐厅推出了"外卖小份菜"，同样的美食，量更少一点儿，这样即使一个人享受美食，也能达到食不过量的目的。

多选新鲜叶菜　在点餐时要时刻提醒自己，优先选择绿叶蔬菜。外卖点餐时应避免只有主食和肉类，或者仅有少量高淀粉、高脂肪蔬菜（如土豆丝、地三鲜）的情况。与很多人认为的"麻辣烫不健康"相反，清汤麻辣烫在实现充足的蔬菜摄入上很具优势。

选烹调方式　蔬菜沙拉、轻食这种低温、低油的烹调方式可以保证维生素、矿物质的充分摄入，白灼、清蒸、水煮、急火快炒或者炖菜也是很好的选择。注意避免长期摄入二次过油或者高油的菜肴，如红烧茄子、干煸豆角、水煮鱼、水煮肉片和炸肉。

备注"少油少盐"　点外卖时可以备注"少油少盐"，还可以额外准备 1 碗或者 2 碗白开水，吃之前先涮去过多的油盐，也可以相对健康一些。

（窦　攀）

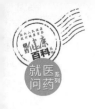

8. 为什么**男性**在**备孕期**也要注意营养

全世界有近 5 000 万对夫妇患有不育症，其中 40%~50% 的病例有男性因素。男性不育的主要原因与许多疾病（如癌症、糖尿病、脂肪肝、精索静脉曲张和性传播疾病）以及年龄、肥胖、环境、生活方式（如接触有毒物质、吸烟、辐射和饮食营养缺乏）有关。

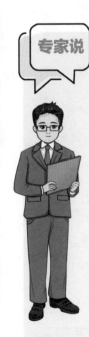

专家说

传统观念认为，想要孕育一个宝宝，女性的饮食和生活方式非常重要。很多家庭会在备孕期格外重视女性，如孕前 3 个月提前补充叶酸、均衡膳食、维持理想体重等，但是却忽略了男性。在培育花朵的时候，只有肥沃的土壤而没有优质的种子，注定毫无收获。同理，备孕期间不仅要重视女性，男性的营养准备同样重要。

男性科学备孕是成功孕育健康新生命的基础，如果男生长期超重或肥胖、饮食不规律和不均衡，如热量摄入过多、饱和脂肪酸和精制糖摄入过多、不饱和脂肪酸摄入过少，则会引起精子质量下降，进而引起胚胎质量下降；即使子代可以顺利分娩，也可能导致其健康受到影响，如引起子代代谢失调和认知能力下降。所以，重视孕前营养不仅是女性的事，而是男女双方需要共同突破的难关。

男性备孕小贴士

1. 采用健康的饮食模式，如地中海饮食、中国居民平衡膳食。

2. 增加鱼类的摄入，可以提供优质蛋白质和 n-3 不饱和脂肪酸。

3. 增加奶类的摄入。

4. 增加富含维生素、矿物质、膳食纤维、天然多酚等植物化学元素食物的摄入，如各种颜色的新鲜蔬菜和水果。

5. 适当摄入全谷物，提供适量的碳水化合物。

6. 减少含糖饮料、加工肉制品和膳食总脂肪的摄入。

7. 远离香烟、酒精和有其他害物质。

8. 维持合理体重、规律运动、避免久坐、避免经常高温洗浴。

（窦 攀）

9. 餐桌上有哪些**致癌**"元凶"

不论是城市还是农村，肿瘤都是中国居民的主要死亡原因。80% 的肿瘤是由不良生活方式和环境因素所致，35%~40% 的肿瘤发病与不科学、不合理的膳食习惯有关。

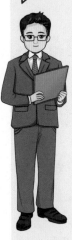

专家说

畜肉　过多的畜肉摄入，如红烧肉、糖醋小排、锅包肉、蒜泥白肉、涮羊肉、煎牛排、酱猪肘，会增加结直肠癌的发生风险。

高盐饮食　长期高盐饮食不但可诱发高血压和心脑血管疾病，还可以使胃癌、直肠癌的发生风险增加。主要原因是长期高盐摄入会造成胃黏膜细胞较高的渗透压，可直接损伤胃黏膜，导致胃黏膜充血、水肿、糜烂、溃疡等，增加胃癌的风险；高盐饮食还会减少胃酸分泌，从而抑制前列腺素 E 的合成，增加胃损伤及胃癌的风险。《中国居民膳食指南（2022）》建议，每人每天食盐的摄入量不宜超 5g。此外还需要避免很多食物中的"隐形盐"，如调味品，包括味精、鸡精、酱油、酱类、腐乳等；加工肉制品，包括火腿肠、香肠、火腿、午餐肉等；快餐、速食品。

腌制食品　腌萝卜、腌黄瓜、腌酸菜、泡姜、泡蒜、腌豇豆、腌肉和腌鱼等在腌制过程中，致癌物 N- 亚硝基化合物含量会显著升高。因此，食用过多的腌制食品会显著增加胃癌、鼻咽癌、食管癌、乳腺癌、肺癌的风险，摄入频率越高，风险性越大。

烟熏食品　熏鱼、熏香肠、熏火腿、培根、熏鸡等在制作过程中会接触过多的熏烟，含有苯并芘、甲醛等有害物质，很容易进入食材，产生致癌作用。烟熏温度越高，苯并芘产生量越多。

酒精　国际癌症研究机构将酒精列为一类致癌物，任何剂量的酒精摄入都会导致罹患各类癌症的概率上升，饮酒没有安全量。酒精摄入量越高，罹患癌症的风险就越高。那些又吸烟、又饮酒的中青年男性应格外注意，当酒精和烟草混合使用时，对人体的损伤会成倍增加，导致患癌风险显著升高。

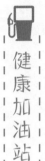

健康加油站

如何通过健康饮食远离癌症

美国癌症协会（ACS）2020 年最新癌症预防的饮食和体育运动指南建议如下。

健康体重　维持健康体重，限制久坐，成人保持每周 75~300 分钟中高强度体力活动，儿童和青少年保持每天至少 1 小时中高强度活动。

饮食健康　食用营养含量高的食物，以保证营养及维持理想体重，包括各种深绿色、红色和橙色蔬菜、富含膳食纤维的豆类、各种颜色的水果、全谷类食品等。限制摄入红肉和加工肉类、含糖饮料、深加工食品、精制谷物产品，严格限制酒精摄入。

（窦　攀）

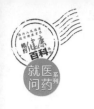

10. 中青年男性应该如何使用
营养补充剂

市面上的营养品补充剂琳琅满目，五花八门，究竟应该如何挑选、补充营养补充剂呢？

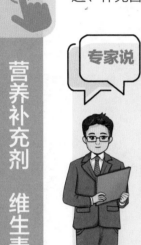

专家说

　　营养补充剂主要用来弥补日常膳食中可能摄入不足，但同时是人体必需的营养素。营养补充剂属于食品或保健品，不能取代正常膳食，在营养专业人员的指导下可以适量使用。我们需要明白，营养补充剂并不是药物，不能治疗疾病。需要营养补充剂的人群如下。

　　长期偏离均衡膳食的人群　很多上班族长期在外就餐，如果蔬菜、水果摄入不足，容易发生维生素、矿物质、膳食纤维缺乏。这个时候，可以在营养师和医生的指导下进行饮食结构调整或合理使用营养补充剂，预防营养失衡。

　　特殊人群的日常饮食不能满足生理需要时　受年龄和疾病影响导致进食减少者，应注意热量、蛋白质和微量营养素的补充，可以在营养师和医生的指导下使用营养补充剂。

存在进食受阻、营养吸收障碍相关疾病时　如吞咽障碍、口腔疾病、肿瘤（尤其是影响食物消化吸收的胃肠道肿瘤）、腹部手术后、放化疗或已经明确存在消瘦的患者，可以有针对性地选择蛋白类、脂肪类、维生素、矿物质、膳食纤维类营养补充剂。

健康加油站

市场上营养补充剂种类繁多，应该如何查明所购营养补充剂是否安全呢？

看品牌　选择品质有保证的品牌，国产以及正规原装进口保健品，都有国家药品监督管理局批准的保健食品认证以及保健食品批号，可以登录国家药品监督管理局网站查询。

看说明书　国家规定保健食品外包装标识必须有品名、生产单位、批准文号、主要原料、功效成分、保健功能、适宜人群（不适宜人群）、生产日期和保质期等内容。

看成分　保健食品的配方必须具有科学依据，具有明确的功效成分。

（窦　攀）

心理健康

11. 应该如何改善**睡眠质量**

　　睡眠是让我们的身体和大脑休息和恢复的重要过程，它可以帮助我们恢复体力和精力，增强免疫力，促进记忆和学习能力，调节情绪和情感，维持身体的健康和稳定。

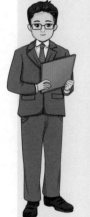

　　充足的睡眠有益于我们的身心健康和生活质量。人体心血管系统、消化系统、免疫系统都需要良好的休息来维持正常工作；没有充足的睡眠，人体这部精密的机器就无法充分地进行维护和修复。长期失眠会增加患心血管疾病和其他慢性病的风险，还可能增加抑郁症等精神疾病的发生率。

　　我们可以在日常生活中养成一些好习惯以改善睡眠质量。

　　作息　保持规律的作息是改善睡眠的关键。人体需要有规律的生活节奏来帮助大脑和身体建立规律的生物钟。尽量固定每天的睡觉和起床时间，即使在周末也要尽量保持一致，不要平时睡太少而在周末补觉。过长或过晚的午睡可能会影响到夜间的睡眠。所以，如果想午睡，建议在午饭后睡 20 分钟左右，这有助于恢复精力且不会影响夜晚的睡眠。

　　饮食　饮食对睡眠有着重要影响。晚餐不要吃太饱，选择容易消化的食物可以帮助缓解入睡时的不适感。过度饮酒、摄入咖啡因或辛辣食物都可能导致睡眠质量下降，有些人饮酒助眠，其

实这种行为并不可取，反而会干扰睡眠周期，导致睡眠质量不佳、早醒。

运动　运动有助于改善睡眠质量，适度的运动可以促进身心放松。郊游、聚会等也可以很好地纾解工作、学习带来的压力。需要注意的是，太过剧烈的运动可能激发大脑的兴奋状态，影响入睡，因此建议在晚间只进行较轻松的运动，如散步或瑜伽。

放松　如深呼吸、冥想或温水沐浴、泡脚，可以帮助我们缓解压力和焦虑，有助于进入深度睡眠状态。

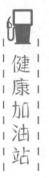

健康加油站

失眠的原因

压力和焦虑　这常是导致失眠的罪魁祸首。随着生活节奏的加快，人们面临着巨大的工作和生活压力。压力和焦虑会使大脑难以得到放松，从而影响睡眠。

潜在的健康问题　如疼痛、气道阻塞或其他身体不适，会干扰正常的睡眠。

环境因素　如噪声、光线和其他外部干扰，同样会对睡眠质量造成负面影响。

要改善失眠，就需要对这些潜在原因有所了解，寻找对症的方法，才能让我们拥有更好的睡眠质量。

（杨　磊）

12. 长期使用**安眠药**
会产生依赖吗

关键词

失眠是一种常见的健康问题。很多家庭会备有一些安眠药以备不时之需，但同时人们也对安眠药的依赖性感到担忧，偶尔失眠的时候想吃安眠药又因担心会产生依赖而不敢吃。

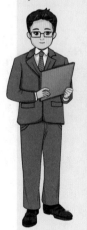

专家说

安眠药是镇静催眠药的俗称，常用于帮助人们入睡和维持睡眠。镇静催眠药通过作用于中枢神经系统，缩短入睡时间或者延长睡眠时间。

可以明确的是，短期使用镇静催眠药不会导致依赖，只有长期使用才可能增加依赖风险。长期使用镇静催眠药后，如果突然停药，还可能导致戒断反应，如焦虑、反跳性失眠。所以，应该尽量避免长期使用镇静催眠药，偶尔失眠吃了几次镇静催眠药并不会产生依赖。如果失眠是由暂时的压力、旅行时差或其他短期原因，如遭受强烈刺激、悲伤事件引起，可以短期使用镇静催眠药以帮助恢复正常的睡眠模式。

以下因素可能增加镇静催眠药的依赖性。

长期使用 使用镇静催眠药的时间越长，产生依赖性的风险就越大。

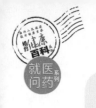

高剂量使用　使用高剂量镇静催眠药可能增加依赖的风险。

同时使用其他药物或酒精　可能增加镇静催眠药的依赖性。

患有精神疾病或慢性疼痛　这类人可能更容易对镇静催眠药产生依赖。

有药物滥用史　这类人可能更容易对镇静催眠药产生依赖。

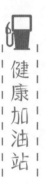

健康加油站

如何避免对镇静催眠药产生依赖

在医生的指导下正确使用　在使用药物前，应咨询医生，根据个人具体情况选择适合自己的药品，并严格按照医生的指示服用，尤其不应因为效果不明显而擅自增加剂量。

避免长期使用　大多数镇静催眠药只适合短期使用，一般不应超过 2 周。如果连续使用 2 周而失眠还没有改善，就需要尽快就医。

尝试替代药物的其他方法　很多人经常失眠，尤其是改变居住地或生活中遇到一些烦恼的时候更容易睡不着。可以通过认知行为疗法解决失眠问题，减少对镇静催眠药的依赖。

总之，安眠药在短期内使用有助于解决失眠问题，但长期使用可能产生依赖。因此，需要谨慎使用，并结合其他治疗方式，以减少产生依赖的风险。

（杨 磊）

13. 工作中经常控制不住发脾气，是心理问题吗

您在工作中是否曾觉得自己脾气暴躁，容易因为压力、不公平或同事之间的小摩擦而发怒？甚至有时候，似乎没有任何原因，就感觉自己像一只被逼入角落的愤怒狮子，随时准备发泄怒火？这是否涉及心理问题呢？

专家说

情绪失控的后果　每个人都会有情绪波动，不可能时刻保持情绪稳定。但如果经常无法控制情绪，表现出愤怒或失控的行为或言语，可能会给自己和周围人带来困扰。例如，在工作中，因为小事而大发雷霆；在家庭生活中，因为琐事爆发争吵。这些行为不仅对自己产生消极影响，也会影响他人。

心理问题与易怒之间的关联　心理问题和易怒之间存在着千丝万缕的联系。一些心理问题，如焦虑、

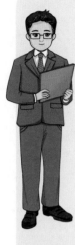

抑郁、自我控制能力不足，都可能导致情绪失控。焦虑使人的紧张程度始终在高水平状态，肾上腺素飙升，让人处于"战或逃"的困境。人在工作中持续承受不断增加的压力，逐渐积累，最终可能因一点儿挫折就引爆"情绪火药桶"。

抑郁让人情绪低落，但对于一些人来说，抑郁的表现可能是变得更加敏感、易怒，一个小小的刺激也能让内心的怨气汹涌澎湃。抑郁不明显的形式是人一直闷闷不乐的同时变得特别爱打抱不平，在工作中也吃不得一点儿亏，所以会经常和人发生冲突。

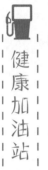

健康加油站

如何应对控制不住的脾气

情绪管理是关键　管理情绪就像开车需要良好的刹车装置一样。深呼吸、运动、放松训练和冥想等方法都是有效的情绪管理技巧。

寻求心理咨询　专业的心理咨询师可以帮助你深入了解自己的情绪问题，找到合适的解决办法。

改善工作环境　如果工作环境让你感到压力巨大，调整工作环境可能是非常有益的。

掌握沟通技巧　学习一些冲突解决技巧和沟通技巧，有助于控制情绪和处理问题。

控制情绪是每个人在工作和生活中都需要面对的。从某种角度说，愤怒是一种警告机制，它提醒我们需要处理某些问题。只有处理好工作压力、改善人际关系、调整生活方式，并且关注自身心理健康，才能真正做自己情绪的主人。

（杨　磊）

关键词

14. **亲人去世**后，如何调整自己的心态

否认　愤怒　协商　抑郁　接受

当亲人去世后，我们都会经历一段悲伤的过程。悲伤是人面对失去时自然产生的情感反应，不分年龄、性别、种族或文化背景。就像身体受伤时会感到疼痛一样，心灵受伤时也会感到悲伤。

专家说

悲伤的过程通常分为五个阶段，即否认、愤怒、协商、抑郁和接受。这五个阶段并不是线性的，可能会在不同阶段之间反复徘徊。并非每个人都会经历所有阶段，有些人可能跳过某些阶段，有些人可能在某个阶段停留更长时间。了解悲伤的过程可以帮助我们更好地应对失去亲人的痛苦。

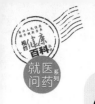

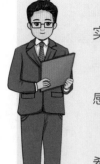

否认阶段　我们可能无法接受亲人已经去世的事实，可能感到麻木或不真实。

愤怒阶段　我们可能对上天、命运、医生或自己感到愤怒。

协商阶段　我们可能试图与上天或命运讨价还价，希望能够挽回亲人的生命。

抑郁阶段　我们可能感到绝望、无助和无价值。

接受阶段　随着时间的推移，我们会逐渐接受亲人已经去世的事实，开始重建自己的生活。

悲伤是一个痛苦而又复杂的情感过程，每个人都会以自己独特的方式经历这段旅程。不要压抑悲伤，让它自然流露。寻找一个可以倾诉的人，分享你的情绪和感受，无论是家人、朋友还是心理专家，都可以成为你倾诉的对象，帮助你释放情绪，减轻内心的痛苦。

除了倾诉，健康的生活方式也很重要。保持规律的作息，均衡饮食、适量运动。在这个特殊的时期，充足的睡眠和良好的饮食可以帮助你更好地面对悲伤。参与社交活动也是一个好方法，和朋友聚会、参加社交团体或者参加志愿者活动，都可以帮助你避免孤独和自我封闭。如果有自己喜欢的活动，在身体允许的情况下继续投入其中，可以帮助你减轻悲伤情绪，转移注意力。

亲人离世无疑是一件令人痛心疾首的事情，但我们要学会接受现实，并给自己足够的时间来调整心态。不要过分苛求自己，也不要急于忘记过去。慢慢地，你会发现心情有所好转，悲伤的情绪会逐渐淡化。在这个过程中，你会变得更加坚强，更加珍惜眼前的生活。生老病死是无法避免的现实，但我们可以学会以一种更加积极的心态来面对生活，珍惜每一天，珍惜身边的人。

（杨 磊）

15. 关于**自杀**有哪些常见**误区**

每年都有数百万人因自杀而丧生，自杀逐渐成为一个严重的社会问题令人深感忧虑。然而，公众对自杀存在许多误解，可能导致自杀预防工作难以开展。

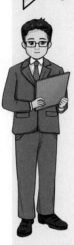

关键词

自杀 误区 预防

　　误区一　关于自杀最常见的误区是有些人认为自杀是软弱的表现。这些人认为自杀者缺乏意志力。然而研究表明，自杀者并不一定缺乏意志力。在许多情况下，自杀是许多复杂因素综合作用的结果，而非简单的"软弱"表现。例如，许多自杀者可能同时承受着巨大的心理压力和情绪困扰，这种心理负担常超出了他们能够承受的极限。

　　误区二　认为谈论自杀会导致更多的自杀。实际上，相关研究和专家观点都指出，通过谈论自杀，才能让更多人了解自杀问题，从而采取有效的预防措施。因此，谈论自杀并不会导致更多的自杀，而是可以帮助人们更好地理解自杀问题，并采取针对性的预防措施。

　　误区三　认为只有精神疾病患者才会自杀。然而，自杀的原因并不局限于精神疾病，有统计数据显示，很多自杀者并非精神疾病患者。自杀是一个复杂的问题，需要综合考虑各种心理社会因素。

　　误区四　认为自杀一定是"预兆明显"的行为。实际上，有些自杀行为具有隐匿性特点，许多自杀迹象和警示信号常被人忽视。因此，我们需要更加重视那些常被忽略的自杀迹象和警示信号，以便及时发现并采取相应的救助措施。

　　误区五　认为宣扬自己要自杀的人不会真自杀。事实上，虽然有些人可能借助宣扬自杀来寻求关注或帮助，但是不能忽视他们的"求救"信号。如果有人宣扬自杀，应该认真对待并为他提供专业帮助，以确保其生命安全。

大家对于自杀存在许多误区，而准确了解自杀问题可以更好地采取相应的措施，帮助更多人摆脱自杀风险。只有通过社会的关爱和专业的支持，才能更好地预防自杀，避免悲剧的发生。

（杨　磊）

关键词

16. 如何帮助家人应对**抑郁症**

抑郁症是一种严重的心理障碍，对患者和家人都会造成巨大的困扰。当家人出现抑郁的征兆时，我们应该及早识别并给予积极支持，帮助他们走出情绪低谷。

专家说

抑郁症是一场需要整个家庭共同面对的挑战，需要家庭成员共同努力，共同承担责任，帮助患者早日康复，并使家庭更加团结和坚强。以下为一些应对策略。

了解症状　抑郁症的症状包括情绪低落、失眠、食欲改变，以及消极思维、自责、自卑和对事物失去兴趣，甚至出现自杀想法。识别这些症状有助于我们

抑郁症　情绪低落　自杀

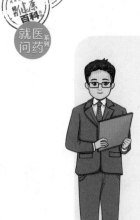

早期发现抑郁症，并及时采取措施。发现家人出现这些症状后，我们应该意识到这是抑郁症的表现，此时我们要给予他更多理解、支持，也应更有耐心。

专业的心理帮助 抑郁症不是"情绪的感冒"，期待患者自愈并不可取。专业的事情交给专业的人，应当鼓励他们接受心理医生的咨询和治疗。专业的治疗和心理支持可以帮助他们有效地缓解症状，重返正常生活。

家人的支持和理解 通过和患者交谈，尊重他们的感受和经历，给予情感支持，帮助他们缓解心理负担，感受到身边人的关爱。在这个过程中，所有家庭成员要一起努力，相互扶持，并学会更好地处理压力和情绪，这些都是非常重要的。这不仅有助于患者更快康复，也能让整个家庭更加团结和融洽。

保证自身心理健康 在面对抑郁症时，受影响的不只是患者本人。在支持患者的过程中，保持自身心理健康同样重要。帮助家人应对抑郁症是一项需要耐心和持久努力的工作。在整个过程中，要确保自己有足够的支持能力，并学会与患病的家人保持健康的沟通。这样才有助于家庭整体走出抑郁症的阴霾。

总之，我们要有信心！尽管抑郁症的治疗可能是漫长而艰难的，但只要我们坚持不懈，患者就一定能重拾快乐与希望。

（杨 磊）

17. 突然心慌、胸闷甚至有窒息感，是**焦虑症**吗

关键词

若您经常出现不明原因的突然心慌、胸闷，甚至觉得快要窒息，并在一系列体检时各项指标都正常，则有可能被诊断为惊恐障碍。

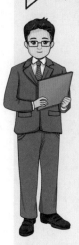

专家说

惊恐障碍是焦虑症的一个亚型，表现为反复出现的惊恐发作，伴随着强烈的恐惧和焦虑。惊恐发作伴有多种身体症状，常见的症状有心慌、胸闷、呼吸困难、头晕、出汗、颤抖、皮肤潮红或发冷以及胃部不适等。这些症状在惊恐发作时常会持续数分钟，甚至更长时间。在这种情况下患者往往会认为自己快要死掉或疯掉了，因此容易感到恐惧。

惊恐障碍的病因目前并不完全清楚，但是有研究指出遗传、生物学因素、环境因素等的共同作用可能导致惊恐障碍的发生。从生理层面讲，在面对压力、焦虑或紧张情绪时，人体会分泌大量的肾上腺素，使身体进入应激状态，从而引发心率加快、呼吸急促等身体反应。这些生理反应如果过度且不可控，就会成为惊恐发作。当出现突发心慌、胸闷的情况时，患者首先需要冷静下来，可以通过深呼吸来缓解症状。慢

焦虑症 惊恐障碍 胸闷 心慌

慢深吸气，再慢慢地尽可能完全呼气，反复练习几次，一般可以缓解紧张情绪，减轻心慌、胸闷等不适感。反复发作的惊恐障碍患者需要寻求专业的帮助，一般可以到综合医院的精神心理科就诊。患者有可能需要进行系统的心理治疗或药物治疗，以减轻惊恐发作的症状，避免复发。

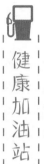

心慌、胸闷也是心绞痛发作的常见症状，这让很多患者担心自己是不是心绞痛发作。心绞痛的典型症状是胸闷、胸痛、压迫感，患者往往感觉像有块大石头压在胸口喘不过气，症状通常持续数分钟至十几分钟，且多发生在劳累或情绪激动时。惊恐障碍患者一般是在平静状态下突然发作，并不伴随其他明显的不适。

（杨　磊）

18. 总是有一些**毫无必要的担心**是怎么回事

有些人总是控制不住地反复检查门窗是否锁好、电源是否关闭，甚至会反复确认自己有没有伤害到其他人。这些症状会使人极度焦虑，并且严重干扰日常生活，这极有可能是强迫症的表现。

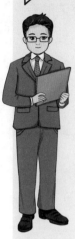

强迫症是一种常被误解却又与日常生活息息相关的心理障碍。其特点是具有无法控制的、不必要的想法、冲动或行为。这些症状可以分为两类，第一类是强迫思维，即非自愿的、侵入性的想法或脑海中的图像，这些想法可能是伤害自己或他人、被污染或做错事等内容，如一个妈妈很爱孩子，但是反复出现想要杀死孩子的冲动（并不会真的这么做）；第二类是强迫行为，通常是为了防止某些可怕的事情发生，如反复检查门窗是否锁好、电器是否关闭。

强迫症的确切病因尚不清楚，可能与多种因素有关。一些研究表明，强迫症可能与遗传有关，这意味着如果一个人的家族中有强迫症患者，那么他患病的风险会相应增加。大脑神经递质失衡可能导致强迫症。此外，童年创伤经历和长期的心理应激也可能成为强迫症的诱因。强迫症并非单一因素所致，而是多种因素相互作用的结果。

针对强迫症，常采用的治疗方法包括药物治疗和心理治疗，这两种方法一般需要同时进行才能取得良好的治疗效果。强迫症是可以治疗且大多数接受治疗的患者在治疗后可以过上正常的生活。

关键词

强迫症　强迫思维　强迫行为

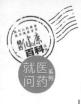

关键词

躯体化症状　心理问题

健康加油站

洁癖算不算强迫症

其实，洁癖是我们对于一些人过度追求整洁的夸张说法，其中有些人的清洁行为是强迫症状，但也有些人他们觉得自己这样做是有必要的。鉴别是否属于强迫的重点在于这些行为会不会使当事人苦恼。

（杨　磊）

19. **心理问题**会表现为身体不适吗

你是否有过这样的体验：生气的时候，肚子会痛，或者食欲变差；心情紧张的时候会头痛……这些看似是身体的"小故障"，却可能是心理状态在身体上的投影。在现代医学中，这种现象有一个专门的名词——躯体化症状。

专家说

躯体化症状是普遍存在的。简单来说，它就像是心理问题在人身体上的"显示器"。比如，有些人心情紧张时会胃痛，有些人则会表现为头痛或者失眠，这些都是躯体化症状的典型例子。

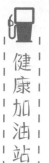

有些人因为身体不适反复就诊，做了各种各样的检查，但结果往往"一切正常"，或者只是有点儿小毛病，比如某个指标超了一点儿，但这些指标的轻微异常无法解释患者严重的症状。在尝试了各种药物后，患者依然感觉不到症状改善。这时，我们可能忽视了一个重要的因素——心理问题。长期的压力、焦虑、抑郁等心理问题，如果没有得到妥善处理，就会转化成身体上的各种症状。因此，当身体反复"抗议"时，不妨停下来，聆听内心的声音，寻求专业的心理帮助。这样，我们才能真正实现身心和谐与健康。

心理问题和躯体化症状之间有着千丝万缕的联系。重视心理健康，不仅可以让我们心情愉快，还能让我们的身体更加舒适。所以，如果你发现自己有躯体化症状，不要慌张，及时寻求专业的帮助，让心理和身体一起回归到最佳状态。

健康加油站

面对令人头痛的躯体化症状，我们应该怎么办呢？

首先，我们要学会识别它们，承认有些不适可能是心理问题的表现，避免因为这些身体不适而做很多不必要的检查，尤其是当医生建议不要再过度检查的时候，更不要因为这些问题做可能造成损伤的治疗。其次，当发现这些症状可能与心理因素有关时，不妨寻求心理医生的帮助。通过心理咨询，我们可以更好地了解自己的心理状态，学会用更健康的方式应对压力。

（杨　磊）

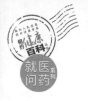

20. 心理治疗对癌性疼痛有用吗

关键词

癌症 疼痛 心理治疗

在我们的生活中，癌症无疑是一个让人闻之色变的词汇。对于那些与癌症抗争的人来说，癌性疼痛更是他们不得不面对的巨大挑战。癌性疼痛不仅让患者的身体备受折磨，还会对他们的心理健康造成严重影响。那么，哪些方法可以帮助癌症患者缓解这种痛苦呢？

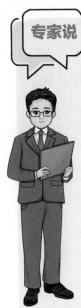

专家说

癌性疼痛，顾名思义，就是由癌症引起的疼痛。这种疼痛可能是由于肿瘤的压迫、侵犯周围组织所致，也可能是由于治疗过程中的不良反应所致。癌症患者的疼痛程度各不相同，有的可能是轻微的隐痛，有的则可能是剧烈的、难以忍受的疼痛。这种疼痛不仅让患者的身体备受折磨，还会导致焦虑、抑郁等情绪问题，而情绪问题又会反过来加重疼痛，形成恶性循环，严重影响患者的生活质量。

对于癌性疼痛，合理的药物镇痛是非常重要的，可以选择使用阿片类药物或其他镇痛药来缓解疼痛。同时，药物治疗还可以包括使用抗抑郁药或其他辅助药物来减轻疼痛带来的情绪和心理困扰。

除了药物治疗，患者还可以选择物理疗法，如针灸、按摩，以此缓解疼痛。此外，心理治疗也可以帮助患者调整心态和情绪，减轻对疼痛的焦虑和恐惧。

心理治疗通过帮助患者调整心态，改善情绪，从而减轻疼痛的感受。心理治疗的方法多种多样，其中正念减压和意义疗法是两种较为常见的方法。

正念减压疗法通过冥想、呼吸练习等方式，让患者专注于当下，接受疼痛的存在，学会与疼痛和平共处而不是与之对抗；意义疗法则帮助患者找到生活中的意义和价值，增强内心的力量，从而提高对疼痛的耐受性。研究证明，心理治疗在缓解癌性疼痛方面是有效的，证据支持心理治疗在癌性疼痛管理中的应用。这些心理治疗方法不仅有助于缓解疼痛，还能提高患者的生活质量。

总之，癌性疼痛是可以控制的，心理治疗在缓解癌性疼痛方面发挥着重要作用。它不仅能够帮助患者减轻疼痛，还能改善患者的心理健康状况，提高生活质量。

（杨　磊）

体检

21. **健康体检**如何选择体检项目

中青年男性在快节奏的生活中常因为工作繁忙、生活压力大而忽视了定期体检。健康体检除了可以及时发现疾病，更重要的是可以帮助我们了解自己的身体状况，尽早发现可能存在的各种疾病风险因素，以便及时调整不合理的生活方式，预防疾病的发生。

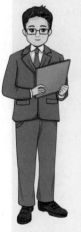

健康是生活的基石，没有健康，一切都将变得无足轻重，《健康体检基本项目专家共识（2022）》对健康体检项目推荐采用"基本体检项目 + 专项体检项目（1+X）"的体系框架。

中青年男性基本体检项目 包含健康体检自测问卷、体格检查、实验室检查和辅助检查。

健康体检自测问卷： 其目的在于了解与健康相关的状况与影响因素，进而指导精准预防。一般包括个人基本信息、健康状况及家族史、生活方式信息、运动情况调查，以及心理、精神压力等。

体格检查： 包括一般检查和物理检查两个部分。一般检查包括身高、体重、腰围、血压、脉搏；物理检查包括内科、外科、眼科、耳鼻咽喉科、口腔科等检查。

健康体检　基本体检项目　专项体检项目

实验室检查：对于中青年男性，主要包括常规检查、生化检查两个部分。常规检查包括血常规、尿常规、粪便常规；生化检查包括肝功能、肾功能、血脂、血糖、尿酸、甲状腺功能。

辅助检查：主要包括心电图、胸部影像学检查和腹部超声三个部分。

中青年男性专项体检项目　根据个体不同情况、针对不同慢性病风险可选择性筛查的项目，包括心脑血管疾病、癌症、其他慢性病筛查以及专项体检评估类，具体项目主要参考国内临床专科领域筛查指南或共识推荐项目。在基本体检项目基础上，优先推荐临床认可度高、对专项疾病检查性能优异、个人接受度高且便于开展的项目，以及其他可选项目。

心脑血管疾病筛查：高血压、冠心病、脑卒中、其他血管疾病等。

癌症筛查：肺癌、结直肠癌、胃癌、肝癌、前列腺癌等。

其他慢性病筛查：慢性阻塞性肺疾病、2型糖尿病、骨质疏松、慢性肾病、病毒性肝炎、肥胖等。

专项体检评估类：心理健康、营养健康、睡眠健康、免疫功能、运动功能测评等。

如何选择体检项目

　　一般来说，中青年男性应该每年至少进行一次健康体检，体检项目包括基本体检项目和专项体检项目，其中，专项体检项目主要是通过综合分析健康体检自测问卷所发现的年龄、健康状况、生活习惯以及家族病史等风险因素，对评估存在较高风险的慢性病定制个体化体检项目。同时，随着个体的风险因素变化，慢性病发生的风险也会改变，所以在不同时期选择的体检项目以及体检周期、频次等也应进行相应的动态调整，而不是简单累加或重复，应尽可能避免漏检、无效体检或过度体检。

（陈宗涛）

22. **防癌体检**和常规体检 有哪些区别

　　防癌体检和常规体检在体检目的、方法、人群和频次方面都有不同。

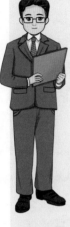

两者的区别主要体现在以下几个方面。

常规体检　是一种综合性体检，通常是在基本体检项目的基础上，增加个体化的专项体检项目，主要评估身体系统的器官、组织和功能的整体健康状况。一般推荐每年至少进行一次常规体检，了解个体健康状况、早期发现疾病线索和健康隐患，做到早筛查、早评估、早干预。

防癌体检　是一种专门针对癌症筛查的体检方式，除了采用常规抽血、B超、X线检查外，防癌体检可能还需要采用CT、MRI、电子内镜，甚至分子检测技术等手段，以便尽早发现癌前风险、癌前病变或早癌迹象。

与常规体检相比，防癌体检更加专业和精细，可以更早地发现潜在的癌症风险，从而采取相应的预防和治疗措施。并不推荐全人群、全生命周期、全项目、无差别地进行防癌体检，建议根据年龄、家族病史、性别、生活习惯等多种因素，结合自身的条件，进行有针对性、个性化、合理的选择，再依据检查结果等进行综合评估、分析，以确定合适的体检间隔时间。

供中青年男性参考的防癌体检

肺癌筛查　≥40岁或高危人群（吸烟、被动吸烟、合并慢性阻塞性肺疾病史、环境或高危职业暴露史、肺癌家族史），优先推荐胸部低剂量螺旋CT，肿瘤标志物（如胃泌素释放肽前体、神经元特异性烯醇化酶、癌胚抗原、细胞角蛋白19片段、鳞状细胞癌抗原）、肺癌相关自身抗体等作为可选项目。

结直肠癌筛查　≥40岁或高危人群（饮食偏好红肉和加工肉类、吸烟和大量饮酒、肥胖、结直肠癌家族史、炎症性肠病史、2型糖尿病史等），基础项目为直肠指检、便潜血试验，优先推荐多靶点粪便FIT-DNA检测、免疫法定量便潜血试验、全结肠镜，而血液Septin9基因甲基化检测、粪便SDC2基因甲基化检测、乙状结肠镜等作为可选项目。

胃癌筛查　≥40岁或高危人群（增龄、高盐饮食、摄入过多腌制食品、吸烟、大量饮酒、幽门螺杆菌感染史、胃癌家族史等），优先推荐幽门螺杆菌检测，血清胃蛋白酶原、血清胃泌素-17、电子胃镜检查；磁控胶囊胃镜检查等作为可选项目。

肝癌筛查　≥40岁或高危人群（过度饮酒、长期食用被黄曲霉毒素污染的食物、乙型肝炎病毒和丙型肝炎病毒感染史、非酒精性脂肪性肝炎史、肝硬化史、肝癌家族史等），基础项目为肝脏B超，优先推荐甲胎

蛋白、甲胎蛋白异质体（AFP-L3）、异常凝血酶原检查；癌胚抗原（CEA）、糖类抗原 19-9（CA19-9）、肝脏增强 CT 或 MRI 等作为可选项目。

前列腺癌筛查　一般中青年男性并不推荐进行前列腺癌筛查，仅针对高危人群（增龄、过多摄入牛奶或相关乳制品、钙、锌，吸烟、肥胖、前列腺炎病史、良性前列腺增生史、前列腺癌家族史、乳腺癌家族史等），基础项目为直肠指检、前列腺超声检查，优先推荐总前列腺特异性抗原（tPSA）、游离前列腺特异性抗原（fPSA）、fPSA/tPSA 检查；而前列腺 MRI 等作为可选项目。

规范的防癌体检是发现癌症和癌前病变的重要途径，目前的技术手段可以早期发现大部分常见癌症，建议中青年男性高危人群选择专业的体检机构定期进行防癌体检，并根据个体年龄、既往检查结果等选择合适的体检间隔时间。

（陈宗涛）

23. 体检前有哪些注意事项

想要了解体检前注意事项，要先区分一下健康体检和门诊检查。门诊检查是通过针对性的检查，反映当前疾病状态或诊疗效果；健康体检是通过综合性检查，反映日常状态的全身健康状况或致病风险因素情况。

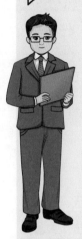

虽然看起来健康体检和门诊检查采用的检查检验方式基本一样，但从筛查的角度来说，体检前应尽量维持常态，真实地反映身体日常状况，而不是通过体检前几天的改善而呈现出"健康"状态。

首先，体检是全身性的检查，需要综合考虑各类不同检查的检前注意事项；其次，每个人自身情况差异和体检项目不同，体检前的注意事项也相应有一些差别，在此，从以下几个方面介绍体检前的准备。

一般注意事项

饮食　检查前数日，正常饮食，维持常态，不要刻意改变，但要尽量避免短期大量食用高脂肪、高糖、高嘌呤食物以免影响血脂、尿酸和血糖水平；同时要注意高碘食物可能影响甲状腺功能，高蛋白食物可能影响肾功能，以及动物血制品可能影响大便潜血试验等。体检前一般至少空腹8小时，最好不要超过16个小时。应在采血、肝胆超声、胃肠镜检查、尿素呼气试验等空腹检查项目完成后再进餐。

饮水　空腹并不是绝对滴水不沾，适量饮清水不会影响检查结果，但要避免各种含糖饮料、果汁、牛奶、浓茶、咖啡或补充热量的功能性饮料。

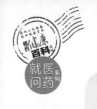

　　疾病和药物　①慢性病，如高血压、糖尿病，需要晨起服药，可以用少量温水服药后体检，不要为了体检而停药，否则不仅会影响治疗，也不能真实反映治疗效果。②突发急性病症，如发热、感冒、腹泻，建议门诊专科就医恢复后再体检，因为这时候的体温、心率、血常规等基础指标都会受到影响，检查结果也会发生变化。③如有胃镜等需严格禁食禁水的检查，可完成检查后及时服药，以降低因漏服药物带来的风险。

　　饮酒　饮酒会影响生理功能，造成肝肾功能、血尿酸、血糖、血脂、血压等检测结果异常，引起心率增快或诱发心律失常，以及导致心脑血管血流速度增快，造成检查结果不准确等，一般建议体检前三天内最好不要饮酒。

　　吸烟　吸烟会影响心率，也可能影响血红蛋白、血压、血氧饱和度等，造成心电图、血常规、血压等测量结果不精准，大量吸烟还可能引起癌胚抗原（CEA）升高，建议体检当日最好不要吸烟，吸烟者最好能够戒烟。

　　睡眠　体检前一天要注意休息，不要熬夜，保证充足睡眠。

　　运动　体检前 3 天不要剧烈运动，体检当日也应停止晨练，因为剧烈运动不仅会影响血压、心率，也会促进胰岛素、糖皮质激素释放，消耗能量，影响血糖水平、使尿酮体异常增加，空腹运动容易引发低血糖。

　　衣着　进行采血、超声、X 线片、心电图检查的时候，最好穿易于穿脱的衣服和鞋子；同时尽量避免穿着带有金属饰物的衣服，避免影响影像学检查结果。

X线检查　尤其是下腹部的 CT 或其他放射性同位素等检查，有备孕计划的中青年男性应尽量避免。

泌尿及生殖系统　含肾、输尿管、膀胱、前列腺，B 超检查时应憋尿至膀胱充盈后才能进行检查。

胃镜　检查前晚吃少渣易消化食物，检查前日晚餐后不进食。

检查前最好先咨询医护人员，根据个人和体检机构的不同情况，充分做好体检前的各项准备工作，合理安排检查流程，才能获得客观、准确的体检结果。

（陈宗涛）

24. **男性备孕体检**
要查什么

婚前检查、备孕检查和不孕检查是三个互有关联但又不完全相同的概念，简单来说，男性婚前检查主要对女方负责，备孕检查是对下一代负责，而不孕检查是特殊情况的专项检查。

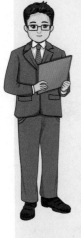

专家说

男性备孕检查的主要目的是优生优育，体检内容是在一般健康体检的基础上，更侧重于传染性疾病、遗传性疾病和泌尿生殖系统方面检查。一般建议在备孕前 3~6 个月进行，如果发现问题，能够有时间进行干预和纠正，体检内容主要包括以下几方面。

一般健康体检　男性备孕检查同样推荐采用"基本体检项目 + 专项体检项目（1+X）"的体系框架，综合自身健康状况，完善基础体检项目，了解自身健康状况和疾病风险，但同时也要权衡利弊，尽量采用检验、超声、磁共振、红外线等检查项目替代高剂量 CT 或其他放射性同位素检查，避免增加不必要的医源性健康风险。

传染性疾病筛查　一般健康体检可能进行乙肝、丙肝、肺结核、幽门螺杆菌等检测；如有不洁性生活史，推荐进行梅毒、艾滋病等性传播疾病筛查；如有其他传染性疾病史，可考虑进行相关微生物，如细菌、支原体、衣原体、淋球菌、病毒筛查，以保证胎儿的健康。

遗传性疾病筛查　健康体检中会涉及糖尿病、肿瘤等遗传风险疾病的筛查。有家族遗传病史的，如地中海贫血，可考虑进行相关疾病筛查或基因染色体检测。妻子是 O 型血的男性可考虑进行血型检查，提前了解男性是否存在 A 型或 B 型抗原，判断新生儿发生溶血性黄疸、贫血等状况的可能性。此外，心理障碍、精神类疾病也被证明存在一定的遗传风险，如果有精神类疾病家族史，可通过健康问卷和量表进行心理健康评估。

泌尿生殖系统检查 检查内容包括阴茎、尿道、前列腺、睾丸、精索等，如有泌尿生殖系外伤和手术史、睾丸肿胀疼痛、尿道流脓、隐睾等情况，可选择通过医生临床检查或前列腺液检验、泌尿系超声等辅助检查，了解男性生殖系统是否存在炎症、生理缺陷或其他疾病，尽可能在孕前发现可能对生育有影响的问题并及早进行治疗。如果正常备孕一年仍未受孕、长期吸烟或者接触大量辐射，可以考虑进行精液检查，了解精子的活性、数量、畸形率、死精率以及精子遗传物质是否受到损伤等。如有性功能异常、男性乳房发育、第二性征发育不全、异常体毛分布，以及异常脂肪分布或肥胖，可能需要进行内分泌检查以了解下丘脑 - 垂体 - 性腺轴的功能，了解睾酮等激素水平。

男性备孕体检除了常规健康体检内容外，需要综合分析个人史、家族史等，进行相关疾病风险筛查，在双方体质调整到较好的状况下备孕，更容易受孕并生出健康的宝宝。

（陈宗涛）

25. **血液检查**可以查什么

正常成年人的血液总量相当于体重的 7%~8%，主要由血浆和悬浮在血浆中的血细胞两部分组成，具有运输各种物质、调节酸碱平衡、参与免疫及防御等功能。当机体出现病理改变时，血液成分可能出现改变，因此抽血检查是体检的重要内容。

专家说

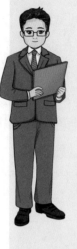

抽血化验的内容大致可以分为基础检测项目和专项检测项目，后者一般是在医生问诊后有针对性地增加。

基础检测项目 血常规和生化检查，如肝功能、肾功能、血脂、血糖、尿酸等是体检中的基础项目，也是每次体检医生都会开具上述检查项目的原因。通过血常规检查可以辅助诊断贫血、感染及血液系统疾病。生化指标可以帮助了解肝肾功能是否正常，血脂、血糖、尿酸则是重要的代谢指标，同时也是心血管疾病的危险因素，其结果能辅助心脑血管疾病风险评估，提前调整生活方式及饮食习惯，做到早筛查、早评估、早干预。

细菌、病毒、微生物相关检测 细菌、病毒感染是许多疾病的高危因素，如常见的导致肝癌风险增加的乙肝病毒、丙肝病毒感染，引起胃炎并增加胃癌风险的幽门螺杆菌感染，与鼻咽癌相关的 EB 病毒感染以及一些传染性疾病如艾滋病、梅毒，都可以通过抽血化验进行筛查。

内分泌相关检测 体检中常见的内分泌抽血化验项目是甲状腺功能。甲状腺是人体最大的内分泌腺体，其分泌的甲状腺素具有促进新陈代谢、促进生长发育、提高中枢神经系统兴奋性等作用。随着甲状腺超声在体检中的广泛应用，甲状腺结节的检出率增加，为了评估结节的功能，需要加做甲状腺功能检测。

肿瘤相关检测　　肿瘤筛查是体检的重要目的之一，在恶性肿瘤的发生和增殖过程中，肿瘤细胞本身可以产生或是刺激机体对肿瘤细胞反应而产生一类物质，统称为肿瘤标志物。应用广泛的肿瘤标志物，包括蛋白类的甲胎蛋白（AFP）、癌胚抗原（CEA）、前列腺特异性抗原（PSA）；糖类抗原类，如CA125、CA153、CA199、CA242、CA724；酶类抗原，如神经元特异性烯醇化酶（NSE）；激素类，如HCG。一般中青年男性不建议筛查以上肿瘤标志物，但如果存在某些癌症的高危因素，通过医生评估后也可以进行筛查。除了肿瘤标志物，通过抽血还可以进行癌症相关基因检测、肿瘤甲基化检测等。

其他检测　　一些特殊项目需要通过医生问诊进行针对性增加，如一些体检者常出现感冒，自觉免疫力下降，可以增加淋巴细胞计数、免疫球蛋白、补体等免疫相关检测；一些体检者经常出现手指关节疼痛，可以增加风湿因子、红细胞沉降率等检测。

抽血化验项目是体检中非常重要的内容，基础项目建议每年体检都查，其他项目则根据自己的身体情况决定或由医生判断后增加。

（陈宗涛）

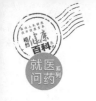

26. 如何看懂**体检报告**

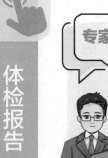

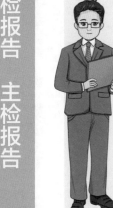

近几年人们的体检意识逐渐加强，越来越多的人开始重视体检，但随之而来的体检报告却让很多人犯了难，满篇的医学术语和箭头看起来令人头痛。

专家说

一份完整的体检报告包括体检报告首页、主检报告、体格检查记录、实验室和医学影像学检查报告等，其中主检报告是针对受检者所有的体检结果和健康信息资料进行综合分析而得出的体检结论与健康指导，如果没有医学背景，可以只看这一部分。

血常规异常 对于血常规，主要看三个指标。①红细胞数目 / 血红蛋白（Hb），男性 Hb<120g/L，女性 Hb<110g/L 可考虑贫血，如果只是轻度贫血，可先通过食物补充铁并随访血常规，如果中重度贫血（Hb<90g/L）则需要及时就医，查明原因并进行治疗；②白细胞数目，与感染有关，如果稍微高于正常值，可暂不处理，高于或低于正常值较多且伴有临床症状，则建议咨询专科医生；③血小板数目，与凝血密切相关，当血小板 >$400×10^9$/L 或 <$100×10^9$/L 都应该注意复查，如果进一步增多或减少，需要到血液专科进行进一步检查。

肝功能异常　在体检中比较常见，肝脏是身体的代谢器官，饮酒、脂肪肝、油腻饮食、服用药物、熬夜、慢性病毒性肝炎等都可能导致肝功能受损。轻度肝功能异常，如谷丙转氨酶、谷草转氨酶在 60IU/L 之内，可先注意生活习惯，随访肝功能；如果明显升高，则需到专科诊治。

肾功能异常　肾脏代偿能力较强，体检时发现肌酐升高，通常说明肾脏滤过功能已经下降明显，需要于肾脏专科就诊；胱抑素 C、尿微量白蛋白等属于肾早期损伤标志物，其升高提醒应避免损伤肾脏的因素，进一步升高则需要到专科就诊。

尿常规异常　其结果可以为肾病、泌尿系感染、糖尿病等的诊断提供线索。尿蛋白或尿微量白蛋白阳性可能与肾脏损伤有关；尿隐血阳性提示可能出现尿路感染、泌尿系结石等，或采集尿液时污染导致；尿糖阳性可结合血糖检测结果，除外血糖异常。

血脂异常　血脂异常是体检中最常见的异常结论。血脂包含甘油三酯、总胆固醇、低密度脂蛋白胆固醇和高密度脂蛋白胆固醇四种成分，前面三种偏高和 / 或高密度脂蛋白胆固醇偏低都可视为血脂异常。

血糖偏高 / 糖尿病　正常人空腹血糖（FBG）应 <6.1mmol/L，FBG ≥ 6.1mmol/L，则提示血糖异常，但并不一定是糖尿病，需要进行糖耐量试验明确。值得注意的是，部分糖尿病患者空腹血糖表现正常，对于肥胖、有糖尿病家族史等高危人群，可以加测糖化血红蛋白，了解近 3 个月的平均血糖情况。

肝囊肿、肾囊肿　较小的肝肾囊肿一般没有临床症状，绝大多数为良性，常在体检中发现，无须特殊处理。如果随访超声发现囊肿逐渐增大、囊内液体出现密度和成分变化、产生疼痛症状或继发感染、出血等情况，需要及时到专科就诊。

肾结石　在没有梗阻时可以无症状或者疼痛较轻，但要是结石移动进入输尿管，则会引起肾绞痛。急性发作时伴有剧烈疼痛、恶心、呕吐等症状。直径 <6mm 的结石有可能自行排出，较大的结石无法自行排出，需要到泌尿专科就诊。

胆囊结石　大多数无临床症状，如果结石直径 >3cm 或多发小结石、伴有直径 >1cm 的胆囊息肉、胆囊壁增厚或胆囊壁钙化、瓷性胆囊等情况，需要及时到肝胆外科就诊。

胆囊息肉　是指凸向腔内的胆囊壁隆起性病变，大多数为假性息肉，不具有恶变潜能。若胆囊息肉直径 ≥ 1cm、合并胆囊结石或胆囊炎、单发息肉或无蒂息肉、息肉生长速度快、腺瘤样息肉等情况，需要及时到肝胆外科就诊。

另外，主检报告健康指导一般都写有随访时间，只要按时间定期复查即可。如果体检中发现重大阳性结果，在拿到报告前就会接到医生的电话。当然，体检报告提示未见异常，也不能保证身体没有任何问题，有任何不适都应及时就诊。

（陈宗涛）

27. 常见的**健康危险因素**有哪些

健康危险因素是指根据流行病学资料，认为与健康及其相关状态有关联，能使疾病或死亡发生的可能性增加，或使健康不良后果发生概率增加的因素，包括环境、生物、社会经济、心理、行为等诸多因素。

关键词

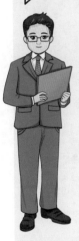

按照可否干预，危险因素可以分为可改变的危险因素（主要指吸烟、饮酒、不合理饮食、精神心理因素、久坐不动的生活方式）和不可改变的危险因素（年龄、性别、种族和遗传）。按照危险因素与疾病的顺序，肥胖、高血压、糖尿病、高胆固醇血症被称为中间危险因素，它们本身是一种疾病，是由于前述因素及行为危险因素积累到一定时间后引起。

吸烟 早在 2002 年世界卫生报告确定的五种慢性病危险因素中，吸烟排第三位，烟草中的有害物质不仅会导致肺癌、膀胱癌等癌症的发病率增加，同时会损伤免疫系统、增加冠心病、脑卒中的风险，影响神经系统和生殖健康。

饮酒 有害饮酒会给社会安全和个体身心健康带来严重危害，也是导致世界范围内进展性肝脏疾病最常见的原因。

精神心理因素　随着社会的不断发展，生活节奏加快，竞争加剧，中青年人的压力普遍较大。长期处于过强的情绪反应会衍生出一系列器质性疾病和功能障碍。常见的心理症状包括焦虑、抑郁，若不能及时调节，可能使机体免疫力下降、内分泌紊乱，出现神经系统、消化系统、心血管系统相关的症状或疾病。

久坐不动　长期久坐会导致超重／肥胖，特别是腹型肥胖的风险增加，从而增加心血管疾病、代谢性疾病等慢性病的风险。

高血压　中青年人也会患高血压，相比于老年高血压，其知晓率、治疗率、控制率都比较低，常见于超重／肥胖、代谢异常者。高血压是导致心脑血管疾病以及肾脏疾病的主要原因之一，因此中青年男性要定期测量血压，发现血压较高的需要到心内科就诊，有的需要排除其他原因导致的高血压。

糖尿病　糖尿病其实不可怕，糟糕的是由它引起的严重并发症。机体长期处于高血糖状态或者发生较大的血糖波动，会使微血管、大血管和神经系统等受损，造成糖尿病视网膜病变、糖尿病肾病、糖尿病周围血管病变、糖尿病足等并发症，危害到全身各个组织器官，最终引起致残、致死等严重后果。

血脂异常　心血管疾病是我国城乡居民第一位死因，特别是其中的低密度脂蛋白胆固醇是心血管疾病的致病性危险因素。血脂高并非需要立即用药，可以先从改变生活方式入手，但若同时合并高血压、糖尿病、慢性肾病等，意味着心血管疾病风险更高，需要找专科医生评估和干预。心血管疾病是我国慢性病主要的死亡原因，除上述传统的危险因素外，近年来研究表明阻塞性睡眠呼吸暂停综合征、口腔疾病、极限运动也是意外心血管事件的重要危险因素。

（陈宗涛）

28. 体检后可以从哪些方面进行
健康管理

　　有些人体检后拿到报告就丢到一边，觉得没有大的问题就行，这样是不对的，中青年男性体检后一定要针对体检出现的问题进行健康管理。

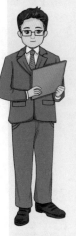

　　血脂异常、高尿酸血症、超重／肥胖等在中青年男性的体检结论中很常见，有些并不需要药物治疗，而是可以通过生活方式调整进行改善。生活方式干预主要从改善不良生活习惯（如抽烟、饮酒）、适当运动、合理饮食等方面入手。

　　血脂异常　造成血脂异常的原因较多，抛开个体的遗传和代谢因素，与饮食因素密切相关。中青年男性常是单位的中坚力量，加班应酬会增加在外就餐的机会，常导致摄入的油盐、总热量超标。我们可以尽量减少在外就餐的次数、改变烹饪方式（多选择蒸、煮、焖、拌的方式制作的菜肴）、少吃油炸食品等。

　　高尿酸血症／痛风　对于尿酸异常，在不同阶段有不同的表现，有无症状高尿酸血症、急性高尿酸性关节炎、痛风性关节炎和尿酸性肾病等。非药物治疗主要从以下几个方面着手。

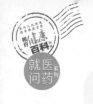

1. 提倡健康饮食，鼓励患者多食用鸡蛋及新鲜蔬菜，适量摄入碳水化合物，适量食用低脂、脱脂奶制品、富含 ω-3 多不饱和脂肪酸的鱼类、豆类及豆制品（肾功能不全者应在专科医生的指导下食用）。限制动物性高嘌呤食物的摄入。

2. 心肾功能正常者应多饮水，维持每日尿量 2 000~3 000mL。

3. 限制酒精摄入，禁饮啤酒、黄酒和烈酒。

4. 肥胖者建议以每月 1.5~3.0kg 的速度减重，将体重控制在合理范围。

5. 鼓励适量运动，避免剧烈运动，运动后及时补充水分。

6. 戒烟，避免二手烟。

高尿酸血症经非药物干预疗效不佳时，建议在专科医生的指导下进行药物治疗。

超重 / 肥胖　可通过采用健康的生活方式，从饮食、运动和行为习惯三个方面改善。

1. 在饮食方面，饮食调整的原则是在控制总热量的基础上摄入均衡膳食，建议每天摄入热量减少 300~500kcal，严格控制食用油和脂肪的摄入，低盐低脂饮食。

2. 在运动方面，可根据自身健康状况及个人偏好，选择适宜的运动方式。

3. 在行为习惯方面，避免久坐、控制进食速度、避免暴饮暴食、足量饮水等。吸烟者应戒烟，饮酒者则应控制饮酒量。

　　《中国居民膳食指南（2022）》提出限酒的建议如下：成年人一天最大的酒精摄入量不超过 15g，换算成大家熟悉的量，即啤酒（按 4% 计）450mL，葡萄酒（按 12% 计）150mL，白酒（按 38% 计）50mL，高度白酒（按 52% 计）30mL。

（陈宗涛）

相约健康百科丛书

人物关系介绍

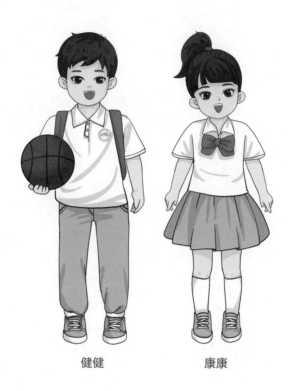

健健　　　　康康

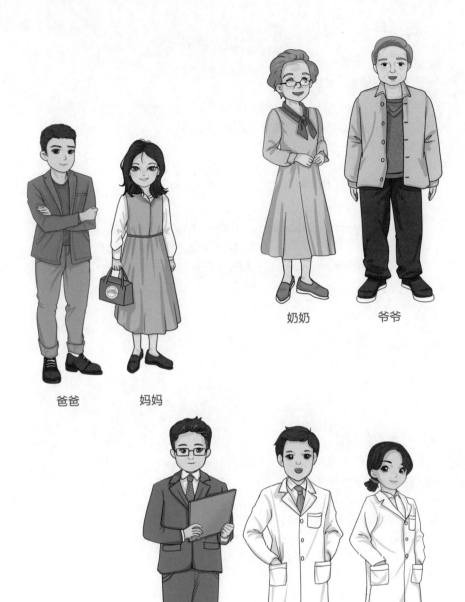

奶奶　　　　爷爷

爸爸　　　妈妈

专家　　　男医生　　　女医生

图书在版编目（CIP）数据

中青年男性就医指导 / 姜辉主编 . -- 北京 ： 人民
卫生出版社，2024. 7. --（相约健康百科丛书）.
ISBN 978-7-117-36660-1

Ⅰ. R4

中国国家版本馆 CIP 数据核字第 20247EH719 号

| 人卫智网 | www.ipmph.com | 医学教育、学术、考试、健康，购书智慧智能综合服务平台 |
| 人卫官网 | www.pmph.com | 人卫官方资讯发布平台 |

相约健康百科丛书
中青年男性就医指导
Xiangyue Jiankang Baike Congshu
Zhongqingnian Nanxing Jiuyi Zhidao

主　　编：姜　辉
出版发行：人民卫生出版社（中继线 010-59780011）
地　　址：北京市朝阳区潘家园南里 19 号
邮　　编：100021
E - mail：pmph @ pmph.com
购书热线：010-59787592　010-59787584　010-65264830
印　　刷：北京瑞禾彩色印刷有限公司
经　　销：新华书店
开　　本：710 × 1000　1/16　　印张：23
字　　数：298 千字
版　　次：2024 年 7 月第 1 版
印　　次：2024 年 8 月第 1 次印刷
标准书号：ISBN 978-7-117-36660-1
定　　价：75.00 元

打击盗版举报电话：**010-59787491**　**E-mail**：**WQ @ pmph.com**
质量问题联系电话：**010-59787234**　**E-mail**：**zhiliang @ pmph.com**
数字融合服务电话：**4001118166**　**E-mail**：**zengzhi @ pmph.com**